Kohlhammer

Nicole Schuster
Melanie Matzies-Köhler

Colines Welt
hat tausend Rätsel

Alltags- und Lerngeschichten
für Kinder und Jugendliche
mit Asperger-Syndrom

Mit Federzeichnungen
von Daphne Großmann

2., erweiterte Auflage

Verlag W. Kohlhammer

2., erweiterte Auflage 2011

Alle Rechte vorbehalten
© 2009/2011 W. Kohlhammer GmbH Stuttgart
Umschlagabbildung: „Eine Schultüte Eis", Daphne Großmann
W. Kohlhammer Druckerei GmbH + Co. KG, Stuttgart
Printed in Germany

ISBN: 978-3-17-021957-1

Inhalt

Vorwort

Mythen, Vorurteile, Halbwahrheiten – was ist denn nun eigentlich Autismus? Viele Bücher versuchen eine Antwort zu geben. Wir – Melanie Matzies und Nicole Schuster – wollen nicht den Autismus erklären, sondern unseren Lesern zeigen, wie Menschen mit Autismus denken und fühlen. Dazu beschreibt Nicole Schuster, die selbst am Asperger-Autismus leidet, typische Situationen aus den Augen der jungen fiktiven Autistin Coline Meier. Coline schreibt von ihrem sechsten Lebensjahr an regelmäßig in ein Tagebuch. Sie hält darin Missverständnisse, Verwirrungen und viele alltägliche Schwierigkeiten fest. Das Mädchen erzählt, was es nicht verstanden hat, und beschreibt, wie es soziale Zusammenhänge und Situationen empfindet. Wie so viele Autisten spricht Coline direkt aus, was sie denkt. Sie besitzt oft wenig Taktgefühl, ist impulsiv, eigenbrötlerisch und doch auf ihre Art liebenswert. Colines wichtigste Bezugsperson ist ihr Opa. Mit ihm zusammen erkundet sie die Welt – erst noch vorsichtig und zögerlich an seiner sicheren Hand, später immer selbstbewusster und neugieriger auf eigenen Beinen.

In den geschilderten Erlebnissen hat Nicole Schuster typische Erfahrungen betroffener Menschen aufgegriffen und erzählerisch wiedergegeben. Dadurch lässt sich oft besser als durch lange Sachtexte erklären, warum der gewöhnliche Alltag für autistische Menschen ohne Hilfe ein unauflösbares Rätsel sein kann.

Viele dieser Fragen fordern eine Antwort. Diese liefert Melanie Matzies, Diplom-Psychologin aus Berlin. Zusammen mit Nicole Schuster hat sie die Idee der „Social Stories" von Carol Gray aufgegriffen und sprachlich sowie inhaltlich an den deutschsprachigen Raum adaptiert. Carol Grays „Social Stories" sind nach bestimmten, sehr genau definierten Kriterien verfasste Lerngeschichten, die soziale Sachverhalte, Regeln sowie diverse Alltagsthemen auf anschauliche, konkret formulierte Weise beschreiben.

Social Stories – und nun auch die Sozialen Anleitungen – sind leicht verständlich geschrieben, so dass autistische Kinder sie gut nachvollziehen können. Sie beschäftigen sich mit Situationen, welche den Sprösslingen als verwirrend und unverständlich erscheinen. Die Kinder lernen durch die Geschichten, wie sich Menschen in bestimmten Situationen verhalten und erkennen, was man in ähnlichen Situationen von ihnen erwartet.

Entsprechend sollen sie dem Kind Einblicke in die Gefühle, Verhaltensweisen, Gedanken, Handlungen und Reaktionen ihrer Mitmenschen ermöglichen. Damit sollen sie helfen, die Handlungen anderer nicht nur besser verstehen, sondern auch gewissermaßen vorhersehen zu können. Die oft rätselhaft erscheinende Welt wird somit etwas verständlicher.

Anders als in der Originalversion von Carol Gray, in welcher die Geschichten für Kinder primär in der Ich-Form, also aus der Perspektive des Kindes, geschrieben sind, hat Melanie Matzies in den hier vorliegenden Lerngeschichten die Anrede „du" gewählt. Die durchgängige Verwendung der „Du-Form" macht die Sammlung von Anleitungen zu einem allgemeinen Ratgeber bzw. sozialen Wegweiser, der bei Bedarf individualisiert werden kann. Die Anleitungen greifen jeweils nur ein Thema auf und erklären Details, die nicht-autistische Kinder normalerweise für selbstverständlich halten. Sie vermeiden überflüssige Formulierungen, Metaphern oder Ironie und bedienen somit eine Form, die für autistische Menschen verständlich ist.

Da soziale Anleitungen oder auch Social Stories immer die Perspektive einer autistischen Person einbeziehen sollten, ist die Zusammenarbeit von Nicole Schuster und Melanie Matzies in dieser Form eine neue Entwicklung auf dem deutschen Markt.

Wir wollen darauf hinzuweisen, dass die sozialen Anleitungen einen beispielhaften Charakter haben und keine generellen und allgemeingültigen Empfehlungen sein können. Vielmehr sollen sie aufzeigen, wie man Menschen mit Autismus die oft so rätselhafte Welt nicht-autistischer Menschen erklären kann. Melanie Matzies nimmt dabei gezielt Wertungen vor, um einen Verhaltensleitfaden vorzugeben, der in einer chaotischen Welt Halt bzw. Orientierung bieten kann. Die persönlichen Ansichten von Lesern können davon abweichen.

Melanie Matzies und Nicole Schuster   Januar 2009

Über Autismus

Autismus äußert sich in Symptomen im kommunikativen und sozialen Bereich sowie im Verhalten. Autisten fehlt die unmittelbare Einsicht in die ungeschriebenen Regeln des zwischenmenschlichen Zusammenlebens. Sie können oft weder Mimik noch Gestik ihrer Mitmenschen verstehen und können sich auch nicht in die Situation eines anderen hineinversetzen. Gesunde Menschen können sie deshalb für grob, gefühlskalt oder egozentrisch halten. Sie übersehen dabei, dass Autisten die Regeln des sozialen Miteinanders erst lernen müssen und nicht intuitiv beherrschen. Viele dieser Regeln gelten jedoch als so selbstverständlich, dass die wenigsten Eltern sie jemals erklären. Nicht-autistische Kinder haben ein natürliches Gefühl für viele dieser Regeln, andere verinnerlichen sie, weil sie diese in ihrem sozialen Umfeld erlebt haben.

Autistischen Kindern fehlt oft nicht nur ein innerer Wegweiser für sozial angemessenes Handeln, sondern häufig auch einige Voraussetzungen, die es anderen Kindern ermöglichen, sich Regeln durch Nachmachen anderer anzueignen.

Eine wichtige Rolle dabei könnten Spiegelneurone spielen.

Spiegelneurone wurden erst in den 90er-Jahren des letzten Jahrhunderts entdeckt. Es handelt sich dabei um Nervenzellen im Gehirn, die nicht nur dann aktiv werden, wenn wir selbst handeln, sondern auch, wenn wir eine Handlung nur beobachten. Wissenschaftler glauben, dass sie unsere Fähigkeit, nachzumachen, beeinflussen. Die Spezialzellen könnten außerdem eine Rolle bei der Empathie spielen.

Untersuchungen an autistischen Menschen zeigen, dass in ihrem Gehirn die als Spiegelneuronen geltenden Areale seltener eine Aktivität zeigen. Das deckt sich mit der Beobachtung, dass Autisten Probleme mit dem Imitieren haben.

Für das soziale Verständnis ist nach Ansicht von Wissenschaftlern die Theory of Mind-Fähigkeit notwendig. Die TOM-Fähigkeit beschreibt das Vermögen, sich in die Position eines anderen hineinzuversetzen. Sie gilt als Voraussetzung dafür, dass Menschen eine Vorstellung davon entwickeln, was ein anderer gerade fühlt, denkt, wünscht oder beabsichtigt. Auf fremde Gefühle angemessen zu reagieren oder Handlungen zu erahnen bzw. zu verstehen, ist nicht möglich, wenn diese Fähigkeit eingeschränkt ist. Ohne Theory of Mind-Fähigkeit, so die Theorie, können Menschen noch nicht einmal lügen. Lügen setzt voraus, dass man sich vorstellen kann, dass der andere nicht den gleichen Kenntnisstand wie man selbst hat und dass man weiß, dass der andere an etwas glauben kann, von dem man selbst weiß, dass es falsch ist. Die Forscher sind sich noch uneins, in wie fern autistische Menschen über eine Theory of Mind-Fähigkeit verfügen. Zwar zeigen entsprechende Tests, dass einige autistische Menschen ToM-Aufgaben lösen können, Alltagsbeobachtungen zeigen aber, dass es an der Umsetzung oft hapert.

Wodurch Autismus genau verursacht wird, ist noch nicht ganz klar. Zwar haben Wissenschaftler mittlerweile verschiedene Gene ausgemacht, die mit Autismus in Zusammenhang stehen, allerdings muss noch geklärt werden, in wie fern diese Genveränderungen möglicherweise die Gehirnentwicklung beeinflussen können. Auch ist fraglich, ob es tatsächlich mehr autistische Menschen gibt, wie die in den letzten Jahren stark angestiegene Prävalenz zeigt, oder ob der Anstieg hauptsächlich auf eine erhöhte Aufmerksamkeit und verbesserte Diagnosemöglichkeiten zurückzuführen ist.

Das Rätsel Autismus bleibt also weiterhin spannend.

1   Coline und das Puppen-Aua

12. September 1995
(Coline, 5 Jahre)

 Liebes Tagebuch,

letzte Woche habe ich mit Opa Comics angeschaut. Ein Comic besteht aus kleinen Bildchen, auf denen Figuren Sachen machen. Opa sagte, dass man damit viel lernen könne. Und zwar darüber, wie Menschen sich verhalten sollten und warum sie oft trotzdem etwas anderes tun. Ich verstehe das nicht. Es ist mir auch ganz egal, was andere tun oder was sie tun sollten. Was hat das mit mir zu tun? Und außerdem: Mein Comic zeigte zwei Mäuse, wie soll man da etwas über Menschen lernen?

Die Bilder ergaben noch nicht mal einen Sinn. Auf dem ersten waren die beiden Mäuse zu sehen, wie sie eine Nuss finden. Auf dem nächsten Bild zerrt jede Maus an einem Ende der Nuss. Und noch ein Bild weiter prügeln sich die Mäuse. Eine Maus gerät dabei nah an eine Treppe und fällt auf dem vorletzten Bild die Treppe runter. Das sieht lustig aus und ich musste lachen. Auf dem letzten Bild liegt eine Maus im Bett mit vielen Pflastern und einem Bein in Gips. Die andere Maus sitzt daneben und zwischen ihnen steht ein Teller, auf dem die Nuss in viele kleine Stücke zerteilt ist.

Absolut komisch, diese Geschichte.

„Die ist blöd", informierte ich Opa.

„Gar nicht blöd, Coline. Hast du überhaupt verstanden, worum es geht?"

Ich schüttelte den Kopf.

„Ich verstehe nicht, was die Nuss in der Geschichte soll."

Opa holte tief Luft. Das macht er immer, wenn er etwas Großes sagen will.

„Also, Coline, das ist so. Die beiden Mäuse finden eine Nuss. Beide finden Nüsse ganz toll und jede Maus will die Nuss für sich haben."

„Ich würde so eine Nuss nicht haben wollen. Ich würde lieber ganz viel Moos haben."

„Vielleicht. Die Mäuse wollen aber beide die Nuss. Und weil sie sich nicht einigen können, wer sie bekommt, streiten sie. Der Streit wird ziemlich schlimm und eine Maus fällt dabei eine Treppe runter. Dabei tut sie sich sehr weh."

„Wie schlimm weh?"

„So schlimm, dass sie danach ganz viele Pflaster braucht und einen Gips ums Bein bekommt. Und sie muss im Bett liegen. Guck hier auf dem letzten Bild: So schlecht geht es der einen Maus nach der Prügelei."

„Musste sie auch zum Arzt gehen?"

„Mit Sicherheit."

„Warum sieht man das nicht auf einem der Bilder?"

„Weil das für die Geschichte unwichtig ist."

„Warum unwichtig?"

„Weil man sie auch so versteht."

„Ich nicht."

Opa seufzte.

„Es geht in der Geschichte darum, dass man sich nicht streiten und schon gar nicht prügeln darf, wenn man sich uneinig ist. Man sollte immer versuchen, miteinander zu reden. Und friedlich eine Lösung zu finden."

„Warum? Für die Maus im Bett hat sich das doch gelohnt. Sie liegt im Bett, braucht nicht in den Kindergarten zu gehen und die Nuss bekommt sie auch noch."

Opa wollte noch was sagen, doch ich hatte keine Zeit mehr für ihn. Mir war gerade eingefallen, dass Gerda die Treppe runtergefallen war, vor kurzem erst, als ich sie Mama zum Abstauben bringen sollte. Eigentlich ist Gerda ja nur langweilig und noch langweiliger ist, dass sie so viele Kleider hat, deren Röcke aus ganz vielen Schichten bestehen. Trotzdem. Gerda musste viel Aua haben und ich musste ihr helfen. Komisch, dass Mama nicht längst mit ihr zum Arzt gegangen war.

Wahrscheinlich hatte sie dafür keine Zeit gehabt. Mama hatte ja auch ein ganzes Regal voll mit solchen Puppen. Gerda mochte sie aber am liebsten. Weil sie die älteste war. Als ich mir das jetzt so überlegte, war ich mir sicher, dass sich bei Gerda schon viel Aua angesammelt habe musste, weil sie bestimmt schon oft runtergefallen war.

Gerda musste also dringend ins Bett und brauchte viele Pflaster und einen Gips. Ich holte alle Pflastervorräte, die wir hatten, aus dem Badezimmer und klebte die ganze Puppe voller Pflaster. Auch auf den Kopf und über die Haare klebte ich welche. Danach brauchte ich nur noch einen Gips. Da ich keinen finden konnte, nahm ich einfach etwas von meiner weißen Knete und umwickelte damit Gerdas linkes Bein. Bei der Maus war es nämlich auch das linke gewesen, das kaputt gegangen war. Aber ist das immer so, wenn man eine Treppe runterfällt? Vorsichtshalber machte ich auch noch einen Gips aus Knete um das rechte Bein. Dann steckte ich Gerda in Mamas Bett und deckte sie zu.

Als Mama am Abend nach Hause kam und in ihr Schlafzimmer ging, schrie sie ganz laut.

„Wer war das?"

Sie kam in die Küche gestürmt und hatte Gerda im Arm.

„Coline!", schrie sie.

Mamas Gesicht war ganz feucht. Warum weinte sie, wenn sie sich doch eigentlich freuen sollte, dass ich Gerda so gut versorgt hatte?

„Ich habe mich gut um Gerda gekümmert, oder? Sie hatte doch so viel Aua."

„Wovon sprichst du, Coline? Sieh dir an, was du gemacht hast. Die Pflaster kriege ich nie mehr ab von ihren Haaren. Und die Knete hat den Seidenrock von Gerda ruiniert."

„Dafür hat Gerda kein Aua mehr. Das ist doch viel wichtiger als so ein doofer Rock."

„Wovon redest du? Aua? Wer hat Aua?"

„Na, Gerda! Weil sie doch die Treppe runtergefallen ist."

„Ja, aber das tut ihr doch nicht weh."

„Natürlich tut ihr das weh. Genauso wie der armen Maus im Comic."

Ich erzählte Mama, wovon der Comic gehandelt hatte und dass die eine Maus am Ende im Bett liegen musste.

„Mit ganz vielen Pflastern und einem Gips am linken Bein. Weil sie so viel Aua hatte."

„Aber Coline, Gerda ist doch nur eine Puppe. Sie hat nie Schmerzen. Sie lebt ja nicht."

„Die Mäuse leben doch auch nicht. Die sind doch nur aufgemalt. Und die eine Maus hat trotzdem Schmerzen. Sagt Opa."

„Das ist doch Quatsch!"

„Hat Opa mich etwa angelogen? Hat die aufgemalte Maus gar keine Schmerzen?"

„Nein. Opa hat nicht gelogen. Weil die Mäuse nicht Mäuse sind, sondern für Menschen stehen sollen. Ach, Coline, du machst mich wahnsinnig."

„Häh?"

Mama fuchtelte mit den Armen in der Luft herum und sagte:

„Also erst mal: Puppen und Stofftiere und andere Figuren leben nicht. Nur wer lebt, kann Schmerzen haben. Also du und ich und Opa. Die Kinder in deinem Kindergarten, die Nachbarn in der Straße und so weiter. Tiere können übrigens auch Schmerzen haben. Deshalb darf man ihnen nicht wehtun. Nur Puppen nicht. Die haben keine Schmerzen. Nie."

„Und woher willst du das wissen? Woher weißt du, dass Gerda keine Schmerzen hat und nicht lebt?"

„Na, das weiß man doch."

„Warum weiß man das?"

„Na, weil Menschen die Puppen und Stofftiere gemacht haben."

„Und Babys? Die Tina aus dem Kindergarten hat gesagt, dass Babys von ihren Eltern gemacht werden. Stimmt das denn nicht?"

„Ja, doch schon."

„Und wo ist dann der Unterschied?"

Mama schüttelte den Kopf. Sie wusste es also auch nicht.

„Sei also froh, dass ich Gerda ins Bett gebracht und ihr Pflaster aufgeklebt habe. Sie hat bestimmt Schmerzen gehabt."

Liebes Tagebuch, Mama sagte dann nichts mehr. Wahrscheinlich hat sie sich dann doch noch gefreut, dass ich so mitdenkend war und mich um Gerda gekümmert habe. Und die angeklebten Haare kann man ja einfach abschneiden. Die wachsen eh wieder nach. Und dann ist Gerda wieder richtig gesund und ihr tut nichts mehr weh. Liebes Tagebuch, ich finde, das habe ich gut gemacht.

Wann braucht man einen Gips?

Die meisten Menschen sagen „Gips" zu der chemischen Verbindung mit dem Namen Kalziumsulfat (= Mineral), das meistens weiß ist. Dieser Stoff kann zum Bauen von Häusern verwendet oder für die Medizin genutzt werden.

In der Medizin nutzt man Gips, um Verbände anzulegen. Gipsverbände werden vor allem angelegt, wenn ein beweglicher Körperteil gebrochen oder verletzt ist. Ein beweglicher Körperteil ist zum Beispiel ein Arm, ein Bein, ein Finger oder ein Zeh. Wenn der Knochen darin gebrochen ist, darf man ihn auf keinen Fall bewegen, damit er gut verheilen kann. Um ihn ruhigzustellen, so dass er sich also nicht mehr bewegen kann, wird ein Gipsverband angelegt.

Ein Gipsverband ist erst eine feuchte, weiße Masse, die um den verletzten Körperteil gelegt wird. Schnell trocknet die Masse und wird zu hartem Gips. Wenn du dir also zum Beispiel den Arm brichst, dann hast du einen Gipsverband am ganzen Arm und kannst den Arm nicht mehr bewegen. Jetzt kann der Bruch gut heilen. Sobald dein Arm wieder gesund ist, kommt der Gipsverband ab.

Ein Arm oder ein Bein kann brechen, wenn ein Mensch (oder ein Tier) zum Beispiel eine Treppe herunterfällt. Immer, wenn ein Mensch von etwas herunterfällt und hart auf den Boden aufschlägt, kann er sich einen Knochen brechen. Menschliche Knochen sind zwar sehr hart, aber können auch kaputt gehen. Bei alten Menschen passiert das besonders schnell, da ihre Knochen schon etwas zerbrechlicher geworden sind.

Sind Comic- oder Zeichentrickfiguren lebendig?

Zeichentrickfiguren sehen oft aus wie Menschen, Tiere oder Pflanzen. Man kann sie im Fernsehen oder im Kino sehen. Im Fernsehen oder Kino können sogar Tiere sprechen und Bäume Autos zerschlagen (weil sie Äste wie Arme benutzen). Alles ist im Fernsehen oder im Kino möglich. Aber obwohl dort alles möglich ist, ist es noch lange nicht Wirklichkeit.

Zeichentrickfiguren werden von Menschen gemalt, entweder auf Papier oder heutzutage meistens am Computer. Damit sich eine Zeichentrickfigur bewegen kann, müssen viele kleine Bilder von dieser Figur in verschiedenen Bewegungszuständen gemalt werden. Erst, wenn diese vielen kleinen Bilder ganz schnell hintereinander gezeigt werden, hat der Mensch das Gefühl, eine Bewegung dieser Figur zu sehen.

Aber obwohl sich im Fernsehen oder im Kino gezeichnete Menschen, Tiere oder Pflanzen bewegen, sprechen, Schmerzen haben oder sich freuen, sind sie nicht lebendig. Sie sehen zwar lebendig aus, sind es aber nicht wirklich, da sie nur aus einzelnen, nicht lebendigen Zeichnungen bestehen.

Es gibt auch gezeichnete Figuren, die man in Zeitungen, Heften oder Büchern sehen kann. Diese Figuren erleben auch ein Abenteuer und denken und handeln meistens wie Menschen. Diese Geschichten mit gezeichneten Figuren nennt man „Comics" (die Figuren darin auch „Comicfiguren"). Manchmal handeln sie wie Menschen. Man kann daran lernen, wie man sich verhalten soll und wie besser nicht. Obwohl diese Figuren scheinbar handeln, denken und fühlen, sind sie auch nicht echt. Sie sind nur gezeichnet und deren Gedanken und Gefühle von Menschen ausgedacht. Sie leben also auch nicht.

Sind Stofftiere und Puppen lebendig?

Nein, auch Stofftiere und Puppen sind nicht lebendig. Stofftiere können zwar manchmal aussehen wie echte Tiere, aber sie bestehen aus „toter Masse", also aus Wolle, Stoff und anderen Materialien. Bei Puppen ist es auch so. Sie sehen manchmal aus wie echte kleine Babys, sind es aber nicht, darum leben sie auch nicht. Selbst, wenn Stofftiere oder Puppen sogar Geräusche von sich geben können, leben sie nicht. So manche Babypuppe kann „Mama" und „Papa" sagen, aber das ist nur eine eingebaute künstliche oder aufgenommene Stimme, also Technik.

Viele Kinder tun allerdings so, als seien ihre Puppen oder Stofftiere lebendig. Sie sprechen mit ihnen, lassen sie sprechen, legen sie zum Beispiel ins Bett und geben ihnen Namen. Manchmal haben sie sogar wirklich das Gefühl, als würden ihre Puppen oder Stofftiere leben. Das passiert, weil die Kinder so tun, als wären die Puppen oder Stofftiere lebendig. Sie sind es aber nicht „in echt", sondern nur in der Phantasie, also in der Vorstellung der Kinder.

Was sind Schmerzen?

Bist du schon einmal hingefallen und hast dir vielleicht ein Knie aufgeschlagen? Hattest du schon mal Zahnschmerzen? Tat dir mal der Bauch weh? Oder hast du dir mal in einen Finger geschnitten? Hast du dann laut „Aua!" geschrien? Wenn ja, dann kennst du Schmerzen.

Man sagt, man hat Schmerzen, wenn einem etwas weh tut. Meistens tut einem etwas weh, wenn man blutet, sich also eine offene Wunde zugefügt hat. Eine offene Wunde ist außen am Körper sichtbar, zum Beispiel eine Schnittwunde oder ein aufgeschürftes Knie. Menschen können aber auch im Inneren des Körpers Schmerzen haben, zum Beispiel Bauchschmerzen, Kopfschmerzen oder Zahnschmerzen. Dann kann man den Grund der Schmerzen nicht sehen, man kann sie nur fühlen.

Schmerzen sind zwar unangenehm, aber ein wichtiges Signal für den Körper. Der Körper weiß durch einen Schmerz, dass etwas nicht in Ordnung ist. Hast du dir in den Finger geschnitten und blutest, dann weiß der Körper durch den Schmerz, dass du die Wunde versorgen musst. Wenn du Bauchschmerzen hast, weißt du, dass du zu viel oder etwas Falsches gegessen hast oder vielleicht auf die Toilette gehen musst. Bei Zahnschmerzen weißt du, dass etwas mit deinem Zahn nicht stimmt und du ihn versorgen lassen musst. Schmerzen helfen dir also dabei, etwas, das nicht in Ordnung ist, wieder heil zu machen.

Wer oder was hat Schmerzen?

Lebewesen haben Schmerzen. Menschen, Tiere, Bäume und Pflanzen sind Lebewesen. Bei Menschen und Tieren weiß man ganz sicher, dass sie Schmerzen haben. Bäume sondern Harz ab, eine klebrige Flüssigkeit, wenn sie verletzt werden. Gegenstände haben keine Schmerzen. Gegenstände sind zum Beispiel harte Dinge wie Tische, Stühle, Schränke, Autos oder Spiegel. Aber auch weiche Gegenstände wie Tücher, Kleidungsstücke oder Bettdecken sind nicht lebendig und haben daher keine Schmerzen.

Alle toten Lebewesen haben keine Schmerzen mehr. Was tot ist, kann nicht mehr fühlen. Aber auch ein herabgefallenes Blatt von einem noch lebenden Baum oder ein Stück Obst ist nicht lebendig, kann also keine Schmerzen haben. Wenn du in einen Apfel beißt, tust du ihm also nicht weh.

Wasser, Gebirge, Steine, Muschelschalen oder Sand sind Dinge, die die Natur hervorbringt. Diese Dinge sind aber nicht lebendig und fühlen daher keinen Schmerz. Du kannst also auf einen Stein oder auf einen Berg steigen, ohne ihm wehzutun.

Es ist wichtig zu wissen, wer oder was Schmerzen empfinden kann, um niemanden aus Versehen wehzutun. Wenn du nicht sicher bist, ob etwas Schmerzen hat, frag deine Eltern. Sie können es dir sagen.

Woran erkenne ich, dass jemand Schmerzen hat?

Wenn ein Mensch Schmerzen hat, dann kannst du das anhand seines Gesichtsausdrucks und seiner Körperhaltung sehen und/oder an seiner Stimme hören. Es kommt jedoch auf die Art des Schmerzes an, wie eine Person genau reagiert.

Wenn sich eine Person tief in den Finger geschnitten hat, dann schreit sie meistens vor Schmerz laut auf. Eine Schnittwunde tut je nach Tiefe der Wunde weh oder sehr stark weh. Die meisten Menschen schreien dann „Aua!", „Autsch!" oder „Aah!". Ihr Gesicht verzerrt sich vor Schmerzen. Die Augen sind zusammengekniffen, die Nase wird dabei ähnlich wie beim Naserümpfen nach oben gezogen und der Mund ist weit aufgerissen (wenn jemand schreit) oder fest zusammengekniffen.

Es ist möglich, dass es dir stärker weh tut, wenn du dir dein Knie an einer Tischkante stößt, als wenn du dir in den Finger schneidest. Menschen haben ein unterschiedliches Schmerzempfinden. Das heißt, jeder kann es auch ein wenig anders empfinden, wenn er sich verletzt.

Menschen fassen sich selbst meistens dort an, wo es ihnen weh tut. Manchmal krümmt sich ihr Körper zusammen. Wenn sie z. B. Bauchschmerzen haben, krümmt sich ihr Oberkörper nach unten und ihre Hände liegen auf dem Bauch.

Wenn du nicht genau weißt, woran du Schmerzen bei einem Menschen erkennen kannst, schaue dir verschiedene Fotos von Menschen an, die Schmerzen haben. Achte darauf, wenn jemand im Fernsehen oder in deiner Umgebung Schmerzen hat und merke dir, wie die Person dabei aussieht. Wenn du unsicher bist, ob jemand Schmerzen hat, kannst du auch fragen: *„Hast du/haben Sie Schmerzen?".*

Wenn der Schmerz nicht allzu groß ist, können viele Menschen ihn auch ganz verbergen, also nicht zeigen. Dann sieht man ihnen den Schmerz gar nicht an. Wenn zum Beispiel eine Person Kopfschmerzen hat, aber zu einem wichtigen Termin muss (z. B. ein Vorstellungsgespräch) oder mit wichtigen Menschen sprechen muss, dann sollte diese Person nicht die ganze Zeit mit einem schmerzverzerrten Gesicht herumlaufen oder sich ständig an den Kopf fassen. Fasst sie sich die ganze Zeit an den Kopf und stöhnt vor Schmerzen vor sich hin, dann würden die anderen Menschen vielleicht denken: *„Warum kommt er/sie hier überhaupt hin? Hätte mal lieber im Bett bleiben sollen".* Das wäre eine schlechte Voraussetzung für ein Vorstellungsgespräch.

Es gibt auch Menschen, die fühlen kaum Schmerzen. Sie tun sich sehr weh, aber spüren nichts. Erst durch andere Personen, die einen blauen Fleck oder eine Wunde sehen, fällt ihnen auf, dass etwas nicht stimmt. Ihnen sieht man demnach keinen Schmerz an, sondern nur die Wunde.

Ist es schlimm, wenn eine Puppe auf den Boden fällt?

Eine Puppe kann kaputt gehen, wenn sie zum Beispiel aus einer gewissen Höhe herunterfällt. Vor allem eine Porzellanpuppe kann dabei schnell zerbrechen. Aber selbst, wenn eine Porzellanpuppe bei einem Fall kaputt geht, tut sie sich nicht weh. Da sie nicht lebendig ist, reagiert sie nicht auf einen Schmerzreiz. Nur Lebewesen reagieren auf Reize, zum Beispiel auf Schmerzreize.

Eine Puppe, die einen Arm verliert oder zerbricht, kannst du reparieren. Du kannst den Arm vielleicht wieder ankleben oder einzelne Teile der Puppe wieder zusammenkleben. Du brauchst die Puppe nicht zum Arzt bringen, da sie nur aus „toter Materie" (also nicht lebendigem Stoff) besteht und keine Schmerzen haben kann!

Bei Stofftieren ist das übrigens genauso. Sie leben auch nicht und können daher keine Schmerzen empfinden.

Woher kommen Menschenbabys und was ist so anders als bei Babypuppen?

Vielleicht hast du dich schon einmal darüber gewundert, dass Menschenbabys und Puppen so ähnlich aussehen. Aber obwohl sie ähnlich aussehen, gibt es doch einen ganz wesentlichen Unterschied zwischen ihnen: Menschenbabys leben und Puppenbabys nicht.

Es braucht einen Mann und eine Frau, damit ein Menschenbaby entstehen kann. Das Baby wächst im Bauch seiner Mutter heran und wird größer und größer. Nach neun Monaten kommt es zur Welt.

Bei einer Babypuppe ist das anders. Sie wird in einer Fabrik hergestellt oder von einer einzelnen Person gebastelt. Sie wird aus verschiedenen Einzelteilen zusammengesetzt. Augen werden angenäht, Kleidung wird angezogen und die Puppe wird vielleicht noch bemalt. Da sie aus lauter „toten" Stoffen besteht, lebt sie im Gegensatz zum Menschenbaby nicht. Sie kann auch nicht wachsen und verändert sich von alleine nicht.

Mit einem Menschenbaby musst du sehr vorsichtig umgehen. Es lebt und empfindet Angst und Schmerzen. Wenn du es zu stark anfasst, piekst oder drückst, weint oder schreit es. Lege dich niemals auf ein Baby. Du könntest es dabei erdrücken oder ersticken. Im schlimmsten Fall kann es daran sterben. Pass auch auf, wenn du es hochhebst. Lass dir am besten von einem Erwachsenen zeigen, wie du es hochheben sollst.

Gibt einem Baby niemals etwas zu essen oder zu trinken, ohne einen Erwachsenen zu fragen. Es könnte sich vergiften! Kleine Teile darf es niemals in den Mund nehmen (z. B. kleine Knöpfe oder gar Stecknadeln), es könnte daran ersticken.

Wenn du nicht genau weißt, was du mit einem echten Baby machen kannst und was nicht, frage bitte unbedingt vorher einen Erwachsenen. Es hat sehr schlimme Folgen, wenn du ein Baby falsch behandelst.

Mit einer Puppe, die dir gehört, kannst du machen, was du willst. Du kannst sie zum Beispiel werfen, drücken, auf dem Boden herumschleifen und hochheben. Da die Puppe nicht lebt und keine Schmerzen empfindet, tust du ihr nicht weh. Du kannst sie zwar kaputt machen, wenn du zu grob zu ihr bist, aber dann hast du eben keine Puppe mehr oder musst sie reparieren, wenn das noch geht.

Wenn du vorhast, deine Puppe kaputt zu machen oder anzumalen, dann frage auch lieber vorher deine Eltern, ob die Puppe danach noch zu reparieren geht. Du bist sonst vielleicht sehr traurig, weil du keine Puppe mehr hast. Gehört die Puppe gar nicht dir, musst du ihren Besitzer fragen, was du damit machen darfst und was besser nicht.

Wachsen Puppen die Haare nach?

Wenn du deine Puppe die Haare abgeschnitten hast, fragst du dich vielleicht, ob die Haare wieder nachwachsen können. Vielleicht findest du die Kurzhaarfrisur doch nicht so schön und möchtest die alten, langen Haare wiederhaben.

Bevor du einer Puppe die Haare abschneidest, mach dir klar, dass die Haare der Puppe nie wieder nachwachsen werden!

Puppenhaare werden in der Fabrik an den Puppenkopf angeklebt, damit es aussieht, als hätte die Puppe echte Haare. Sie wachsen nicht nach. Haare auf einem Menschenkopf wachsen wieder, wenn man sie abscheidet, weil ein Mensch lebt. Menschenhaare wachsen genauso nach wie Fingernägel oder herausgefallene Milchzähne. Manchmal haben Menschen Krankheiten, dann wachsen Haare eine Weile lang nicht mehr. Aber ein gesunder Mensch kann sich jederzeit die Haare abschneiden, weil sie wieder wachsen. Das dauert zwar eine ganze Weile, aber nach circa einem Monat kann menschliches Haar schon wieder ungefähr einen Zentimeter nachgewachsen sein. Das ist aber auch bei jedem Menschen ein bisschen anders.

Wenn du also nicht möchtest, dass deine Puppe kurze Haare hat, schneide sie ihr lieber nicht ab. Du müsstest sonst mühsam versuchen, die Haare wieder anzukleben. Das sieht bestimmt nicht schön aus und ist sicher sehr schwer.

2   Die Einschulung

20. August 1996
(Coline, 6 Jahre)

    Liebes Tagebuch,

heute ist Dienstag. Aber nicht irgendein Dienstag. Heute ist der erste Tag nach meiner Einschulung. Der erste richtige Schultag.

Gestern sind Opa und Mama mit in die Schule gekommen. Ich hatte ein großes, buntes Eishörnchen bekommen, in dem aber keine Eiskugeln, sondern lauter Stifte, ein Radiergummi, ein Bleistiftspitzer, ein Mäppchen für Stifte, drei kleine Blöcke und ganz viele rote Baby-Äpfel waren. Mama sagte zu diesem Riesen-Hörnchen „Schultüte". Opa wollte mich damit ganz oft fotografieren. Er sagte, dass heute „der Ernst meines Lebens" anfangen würde.

Heute ist also der zweite Ernst-Tag. Opa hat mich zur Schule gebracht. Diesmal ohne Riesen-Hörnchen, dafür aber mit einem viereckigen Rucksack auf dem Rücken. Meinem Schulrucksack. Mama hatte eine Liste gemacht, was da alles rein muss. Damit man auch ja nichts vergisst: Stifte-Mäppchen mit Radiergummi und Bleistiftspitzer, ein Heft mit Linien, ein Heft mit Karos, eine Butterbrotdose mit einem Käsebrot und eine Flasche Kräutertee Pfefferminz-Fenchel.

Opa durfte nur bis zum Schultor mitgehen. Danach war für ihn „Betreten verboten", das hatten sie gestern gesagt.

„Findest du den Weg bis ins Klassenzimmer?"

Ich nickte. Wir waren ihn ja gestern drei Mal zur Kontrolle gegangen. Ich zog die Nase hoch. Jetzt bloß nicht weinen.

„Du schaffst das!", flüsterte Opa mir zu. Ich setzte mich in Bewegung und konzentrierte mich darauf, einen Fuß vor den anderen zu setzen. Bloß nicht an Opa denken. Bloß nicht an zu Hause denken. Und bloß nicht an meine Moose denken.

Zu spät. Ich dachte bereits an all das. Mir tropften die Tränen aus den Augen.

Plötzlich waren Stufen vor mir. Ehe ich es aufhalten konnte, fiel ich hin und lag der Länge nach ausgestreckt am Treppenabsatz. Meine Knie taten weh. Die Innenfläche meiner Hände tat auch weh. Ich wollte nach Hause.

„Mein Gott, ist dir was passiert?", rief da eine Frauenstimme. Ich sah mich um.

Hinter mir stand eine hohe Frau mit langer Nase und einem engen Rock, der bis zur Wade reichte.

„Ja", sagte ich.

Die Frau bückte sich zu mir.

„Ach, du armes Kind. Kannst du aufstehen? Soll ich dir helfen?"

Die Frau fasste mich an den Schultern an. Das war fürchterlich, schlimm, kaum auszuhalten.

„Ahh", rief ich.

Die Frau zuckte zurück.

Ich stand schnell auf. Die Beine funktionierten noch. Nur nicht, dass mich diese Frau noch einmal anfassen könnte.

„Nun warte doch!", rief sie mir hinterher, als ich die Treppe hoch flitzte. „Soll ich deine Eltern anrufen?"

Ich war angekommen. Vor mir war die Tür zum Klassenzimmer. Ich überprüfte noch mal, ob ich wirklich richtig war, oder ob das Zimmer seit gestern vielleicht weggehüpft war. Nein. Alles stimmte. „1a" stand an der Tür.

Ich ging hinein.

„Wer von euch kann denn schon seinen Namen schreiben?", fragte unsere Lehrerin, Frau Plötz, nachdem Ruhe eingekehrt war und sie uns begrüßt hatte. „Ich", „ich!", riefen die meisten Kinder und hielten eine Hand hoch. Was war denn so toll daran? Seinen Namen zu schreiben war doch nun wirklich Pipifax.

„Dann schreibt mal alle ein Namensschild", sagte Frau Plötz. Was meinte sie damit? Namensschild, was ist denn das? Zum Glück zeigte sie uns, wie es geht. Sie nahm ein Blatt Papier, faltete es, so dass man es hinstellen konnte, und schrieb auf eine Seite „H. Plötz".

„Kann das jemand lesen?", fragte sie.

„Klar", rief ich. „Herr Plötz steht da."

Alle lachten. Frau Plötz auch.

Was war denn daran so komisch?

„‚Plötz' ist richtig. Aber ‚Herr' steht da nicht."

„Natürlich steht das da! Ich sehe doch das ‚H' ganz deutlich."

Ein „H" steht auch immer auf den Klos für Männer, und Opa sagt, „H" bedeutet Herr.

Frau Plötz lachte.

„Ja. Da steht ein ‚H'. Weiß jemand, für was das steht?"

„Das steht für ‚Hildegard'", sagte ein dürres blondes Mädchen.

„Sehr richtig, sehr gut. Hildegard. Das ist mein Vorname."

Jetzt waren wir dran. Wir sollten auch Namensschilder machen.

Ich schrieb also „C. Meier" auf meins.

„Was steht denn da?", fragte der Sommersprossen-Junge neben mir.

„Kannst du denn nicht lesen?", fragte ich.

Der Junge schüttelte den Kopf.

„Bist du zu blöd dafür?", fragte ich. Wie kann denn jemand nicht lesen können? Ich kann schon lesen und schreiben seit ich vier Jahre alt bin.

„Bin nicht blöd. Wir lernen doch erst noch lesen. Dafür sind wir ja hier."

„Nur deswegen?"

„Na ja, rechnen lernen wir auch noch."

„Kann ich doch auch schon!" Ich war ganz aufgeregt. „Frau Plötz", rief ich. „Ich kann das hier alles schon. Ich kann nach Hause gehen."

„Nun aber mal langsam. „‚Meier'? Ist das dein Name?"

„Ja."

Die Klasse lachte.

„Das ist doch sicherlich nur dein Nachname, oder?"

„Wie, Nachname?"

„Na, ich heiße ‚Plötz' und du ‚Meier'."

„Ja."

„Und ich heiße Hildegrad. Und du?"

„Ach so. Also du heißt Hildegard und ich Coline."

Wieder lachten alle. Nur Frau Plötz nicht.

„Sag bitte ‚Sie' zu mir, ja?"

Ich nickte.

„Also, Sie, ich kann das alles schon."

„Was kannst du alles schon? Erzähl mal."

„Ich kann lesen, schreiben und rechnen."

„Na, das ist doch wunderbar!", rief Frau Plötz. „Dann kannst du uns allen ja beim Lernen helfen."

„Ihnen auch? Können Sie denn auch nicht lesen und schreiben?"

„Doch. Natürlich kann ich das. Ich bringe euch das doch bei."

Dann kam ein fürchterliches Geräusch. Es hörte sich an wie Opas uralter Wecker, nur tausend Mal lauter. Ich schrie und hielt mir die Ohren zu. Als der Lärm vorbei war, konnte ich wieder atmen.

Frau Plötz warf mir einen Blick zu. Dann sagte sie zu allen: „Es ist nun Pause. Ihr könnt eure Brote auspacken und etwas essen."

Ich holte meine Butterbrotdose mit dem Käsebrot hervor, das Opa heute Morgen für mich gemacht hatte. Der Junge neben mir holte sich ein Croissant aus seiner Schultasche. Als er darin kramte, entdeckte ich eine Tüte mit Schokodrops. Ich liebe Schokodrops, vor allem diese Sorte! Auf mein dummes Brot mit Käse hatte ich jetzt überhaupt keine Lust mehr. Ich hatte Lust auf Schokodrops. Ich nahm also die Tüte aus seiner Tasche, riss sie auf und stopfte mir gleich eine handvoll in den Mund. Während ich aß, hörte ich zu, wie der Sommersprossen-Junge seinem Sitz-Nachbarn an der anderen Seite von einem Computerspiel erzählte.

„Ich mag auch Computerspiele", sagte ich. „Aber nicht so komische Spiele wir ihr. Am liebsten mag ich „Den Lehrpfad für kleine Waldfreunde".

„Was für einen Pfad?", fragte der Junge ohne Sommersprossen.

„Lehrpfad. Es kommen auch Moose darin vor. Magst du Moose?", fragte ich mit vollen Mund.

„Schokodrops", sagte da der Sommersprossen-Junge. „Die mag ich auch. Ich habe auch welche dabei." Und dann fing er an in seiner Tasche zu kramen.

„Die musst du nicht mehr suchen. Die hab ich doch schon rausgeholt", sagte ich.

„Wie? Das sind meine! Und du kannst doch nicht einfach in meine Tasche langen!", rief der Junge. Er regte sich fürchterlich auf. Und dann fing er auch noch an zu heulen! Die dumme Frau Plötz kam gleich angelaufen.

„Was ist denn passiert? Hast du dir wehgetan?"

Der Junge schüttelte den Kopf.

„Die Meier hat mir meine Bonbons geklaut."

„Ich hab doch nichts geklaut!", rief ich. „Ich habe mir nur die Bonbons genommen."

„Wie ‚genommen'? Hast du denn gefragt?", wollte Frau Plötz wissen. Ich schüttelte den Kopf.

„Coline, man muss erst fragen, bevor man sich etwas nehmen darf, das einem nicht gehört."

„Stimmt nicht! Opa sagt, dass ich mir immer etwas nehmen darf, wenn ich Hunger habe."

„Ja das mag bei dir zu Hause gelten. Hier aber nicht. Gib Freddie nun die Bonbons zurück."

„Die schmecken sowieso nicht so gut wie zu Hause", schrie ich und warf ihm die Tüte auf seinen Tisch.

Mann, war das doof hier. Und hierhin sollte ich nun jeden Tag kommen? Nein, danke.

In der nächsten Stunde sollten wir rechnen. Frau Plötz hob vier Finger hoch.

„Wie viele Finger sind das?", fragte sie.

„Vier!", rief der Sommersprossen-Junge, der Freddie hieß. Der hielt sich wohl für besonders schlau. Frau Plötz war ganz begeistert. Sie tippte mit dem Zeigefinger der anderen Hand der Reihe nach ihre vier blöden, hoch gestreckten Finger an und sagte dabei: „Eins – zwei – drei – vier. Vier Finger. Freddie hat Recht."

Natürlich hatte er Recht. Sieht doch jeder, dass das vier Finger waren.

War das langweilig. Ich seufzte. Frau Plötz spielte das Fingerspiel noch eine ganze Weile und danach dachte ich, dass wir endlich nach Hause gehen dürften. Aber nichts da.

„Und nun nehmen wir uns alle unseren Banknachbarn und spielen mit ihm zusammen ‚Fingerzählen'. Das macht bestimmt Spaß", rief Frau Plötz.

Spaß? Was soll daran Spaß machen? Ich sah Freddie an. Mit dem wollte ich nie im Leben etwas zusammen machen. Freddie sah das offenbar genauso.

„Mit dir mag ich nicht spielen. Du bist gemein", sagte er.

„Und du bist doof", sagte ich.

„Coline, Freddie, das gilt auch für euch. Los, anfangen."

Freddie seufzte. Dann hielt er mir sechs Finger entgegen.

„Wie viele sind das?", fragte er.

Ich presste die Lippen zusammen. Das war mir einfach zu blöd. Freddie war mir zu blöd.

„Sag ich nicht", sagte ich.

„Weil du es nicht weißt."

„Natürlich weiß ich es."

„Dann kannst du es ja auch sagen."

„Ja. Aber nicht dir."

Ich verschränkte die Arme vor der Brust und starrte an die Wand gegenüber. Freddie ließ die Finger sinken.

„Mann, bist du doof", sagte er.

Ich hielt mir die Ohren zu und summte vor mich hin. Das tat gut. Endlich Stille. Irgendwann kam Frau Plötz. Sie sagte irgendetwas. Ich summte weiter. Sie fasste mich an die Schulter. Ich zuckte zurück und schrie auf. Alle in der Klasse sahen mich jetzt an.

Ich drückte mir die Hände vor die Ohren und presste die Augen zu. Nichts mehr sehen und nichts mehr hören. Mir war das hier alles zu viel. Ich wollte nach Hause. Und nie mehr wiederkommen müssen.

Endlich war die Unterrichtsstunde zu Ende. Wieder erschrillte dieses furchtbare Geräusch. Zum Glück hielt ich mir bereits die Ohren zu und erschreckte nicht ganz so doll. Schlimm war es aber immer noch.

Als ich schließlich die Schule verließ, fühlte ich mich so, als sei ich gerade mit Opa acht Stunden lang durch die übervolle Stadt gelaufen. Mindestens. Dabei waren es nur zwei Schulstunden gewesen.

Opa wartete am Schultor.

„Und? Wie war es?", fragte er.

„Es war doof", sagte ich. „Und jetzt nach Hause."

Ich lief einfach los. Opa hatte Mühe, mit mir Schritt zu halten.

„Aber Coline, nun warte doch mal. Was ist denn passiert? Was war denn so schlimm?"

„Lass mich in Ruhe!", schrie ich. Danach war Opa still. Zu Hause setzte ich mich gleich an den Mittagstisch und stopfte Spaghettis in mich rein. Wegen der blöden Schule war ich zehn Minuten nach meiner üblichen Mittagessenszeit zu Hause angekommen. Es war alles verkorkst. Nein. So konnte es nicht weitergehen.

„Morgen gehe ich nicht mehr zur Schule. Und übermorgen auch nicht. Und den Tag danach auch nicht. Ich gehe dort NIE MEHR hin, hörst du?", kündigte ich Opa an.

Opa fiel die Gabel aus der Hand.

„Coline, ich bin ja ganz fertig. Was ist denn nur so Fürchterliches passiert?"

Da kullerten mir die Tränen die Wangen hinab. Ich erzählte Opa alles. Von der schlimmen Schulglocke über die dumme Frau Plötz bis hin zu dem fiesen Sommersprossen-Jungen namens Freddie.

„Außerdem kann ich das eh schon alles, was ich da machen muss. Schule bringt nichts. Nur Stress. So!"

Opa kaute an seiner Unterlippe herum.

„Coline, man muss zur Schule gehen. Das ist nun mal so. Und später kommt auch Stoff dran, den du noch nicht kennst."

„Mir doch egal. Das kann ich genauso gut zu Hause lernen. Und hier stören keine blöden Sommersprossen-Jungen und eine doofe Hildegard Plötz gibt es hier auch nicht."

Opa schüttelte den Kopf.

„Das geht nicht, Coline."

„Und warum nicht?"

„Weil es verboten ist. Wenn du nicht zur Schule gehst, kommt die Polizei."

Ich zuckte zusammen.

„So schlimm ist das?"

Opa nickte.

„Und was macht die Polizei dann mit mir?"

Opa überlegte.

„Weiß ich nicht. Wahrscheinlich zwingen sie dich, zur Schule zu gehen."

„Das dürfen die nicht!"

Opa zuckte mit den Schultern.

„Leider doch."

Mir wurde ganz schlecht.

„Dann muss ich wirklich zur Schule gehen, ja?", fragte ich noch mal ganz leise nach.

Opa nickte.

„Aber weißt du was, Coline? Ich komme dich jeden Tag abholen. Und während du weg bist, koche ich dir dein Lieblingsessen."

Das war alles egal. Es war so schrecklich, in die Schule gehen zu müssen, dass ich nur noch weinen und gar nicht mehr damit aufhören konnte.

„Ich weiß noch etwas", sagte Opa. „Wir werden von nun an jeden Sonntag zusammen in den Wald fahren. Und du bekommst auf dem Rückweg jedes Mal ein Eis."

Ich überlegte. Normalerweise fuhr Opa nur einmal im Monat mit mir in den Wald. Höchstens. Dabei war es so wichtig für mich, in den Wald zu fahren. Denn nur dort konnte ich ganz viele neue Moose für meine Sammlung finden.

Trotzdem. Dafür jeden Tag in die Schule gehen? Aber hatte ich eine andere Wahl? Sicherheitshalber fragte ich noch:

„Wie viele Kugeln Eis?"

Opa lächelte.

„So viele, wie ins Hörnchen passen."

„In das kleine oder große?"

„In das Hörnchen, das Coline sich aussucht."

Das hörte sich gut an.

„Ich nehme das große bunte Schulhörnchen! Jawohl! Und ich will nur Stracciatella! So viel, bis nichts mehr reinpasst."

„Einverstanden!", sagte Opa. „Nur mit dem Schulhörnchen, das geht wohl nicht. Aber du kriegst das größte Hörnchen, das Eismann Toni da hat."

„Okay", sagte ich und strahlte vor Freude. Opa war am ganzen restlichen Tag sehr, sehr lieb zu mir. Er ließ sich von mir ganz viel über Moose erzählen und schenkte mir dann sogar noch seine gute goldene Pinzette, damit ich meine Moose besser in das Album kleben konnte.

Warum muss man in die Schule gehen?

Wenn ein Kind fünf oder sechs Jahre alt ist, dann muss es zur Schule gehen. Das ist Pflicht. Das bedeutet, dass ein Kind auf jeden Fall in die Schule gehen muss, auch dann, wenn es dazu keine Lust hat.

In die Schule müssen Kinder deshalb gehen, weil sie dort eine ganze Menge nützlicher Dinge lernen. Zum Beispiel lesen, schreiben und rechnen. Nur wer das kann, kann sich später auch einen tollen Beruf aussuchen. Ein Beruf ist etwas, was man tut und wofür man Geld bekommt. Wenn eine Frau zum Beispiel den ganzen Tag Tiere untersucht und schaut, ob sie krank sind, dann ist ihr Beruf *Tierärztin*.

Geld braucht man, damit man sich etwas zu essen und zum anziehen kaufen kann, eine Wohnung und auch mal einen Urlaub bezahlen kann.

Die Schule ist also sehr wichtig. Durch Lernen kann man ein kluger Menschen werden und später für sein eigenes Leben sorgen.

Wie viel wissen Lehrer?

Im Unterricht stellen Lehrer oft Fragen. Sie fragen zum Beispiel, wie viel fünf und vier ergibt. Vielleicht wunderst du dich, warum der Lehrer solche einfachen Fragen stellt. Weiß er das etwa nicht? Doch. Der Lehrer kennt die Antwort. Aber er stellt die Frage trotzdem. Das tut er, weil er die Antwort von den Schülern hören will. Wer etwas weiß, darf sich nämlich melden. Der Lehrer erkennt dann, was und wie viel die Kinder schon gelernt haben.

Lehrer wissen natürlich nicht alles. Manche Fragen können auch sie nicht beantworten, zum Beispiel, wie groß das Weltall ist. Daher kann es passieren, dass ein Schüler dem Lehrer eine Frage stellt und der Lehrer nicht antworten kann.

Was bedeutet „stehlen"?

Stehlen bedeutet, dass man sich unerlaubt etwas nimmt. Was in einer fremden Tasche drin ist, gehört dieser Person. Wenn du etwas in der Tasche einer anderen Person siehst, kann es sein, dass dir dieses „etwas" sehr gut gefällt. Trotzdem darfst du es nicht einfach herausnehmen. Denn wenn du dir einfach etwas aus der fremden Tasche nimmst, ohne zu fragen, stiehlst du.

Andere Menschen sind wütend auf dich oder traurig, wenn du stiehlst. Du kannst dann mit ihnen großen Ärger bekommen.

Was kann ich tun, wenn ich etwas Tolles von einer anderen Person haben möchte?

Wenn eine Person etwas Tolles hat, was du auch gern haben würdest, gehst du zu der Person hin und fragst sie: *„Darf ich mir das mal angucken?"* Oder bei Süßigkeiten: *„Darf ich mir etwas von deinen Süßigkeiten nehmen?"* Wenn die andere Person „Ja" sagt, dann darfst du es dir nehmen. Oder die Person gibt es dir. Wenn sie „Nein" sagt, dann ist dieses „etwas" für dich verboten!

Es ist eine Regel, dass man ohne Erlaubnis nie etwas Fremdes nehmen darf. Und das hat auch einen Sinn. Denn du würdest es ja wahrscheinlich auch nicht mögen, wenn jemand ohne zu fragen etwas von deinem Eigentum nehmen würde.

Gehen alle Kinder gerne zur Schule?

Viele Kinder gehen gerne in die Schule, weil sie dort ihre Freunde und Freundinnen treffen. Sie freuen sich auf die Pausen, in denen sie mit ihnen spielen oder reden können. Ihnen gefallen auch einige Schulfächer.

Es gibt aber auch Kinder, die nicht so gerne zur Schule gehen. Vielleicht finden sie dort keine Freunde oder sie sind sehr schlecht in der Schule. Sie schreiben schlechte Noten und haben Angst, dass die Eltern zu Hause schimpfen.

Vielleicht ist es dir in der Schule zu laut oder alles zu viel. Die Kinder schreien, die Schulglocke dröhnt und du musst sehr viele

Dinge auf einmal tun. Wenn das so ist, dann sprich mit deinen
Eltern oder deinem Lehrer darüber. Sie können dir helfen.

Warum gibt es Gruppenarbeit?

In der Schule muss man manchmal mit einem oder einigen
anderen Schülern zusammenarbeiten. Vielleicht kannst du diese
Art des Lernens nicht leiden. Die Lehrer machen das nicht, um
dich zu ärgern! Sie wollen, dass ihre Schüler lernen, wie man
zusammen Aufgaben löst. Das ist wichtig, da man im Leben
nicht immer alles alleine machen kann. So kann niemand alleine ein Haus bauen oder einen Computer herstellen. Und damit
ein Haus nicht schief und krumm wird, müssen die Menschen
gut zusammenarbeiten. Man muss einander helfen und sich mit
anderen absprechen. Um das zu üben, gibt es in der Schule Grup-
penarbeit.

3   Die Eis-Schleck-Bank

8. Juni 1997
(Coline, 7 Jahre)

   Liebes Tagebuch,

heute war vielleicht etwas los! Erst war alles noch ganz normal. Ich
bin wie jeden Sonntag mit Opa zusammen im Park spazieren gegangen. So wie immer haben wir uns beim Eiswagen ein Eis gekauft.
Und natürlich wollten wir uns auch wie immer auf die Bank unter
die Kastanie setzen. Nicht unter irgendeine Kastanie, sondern unter die Eis-Schleck-Kastanie. Das ist die, die im Frühling so schön
weiß blüht. Es gibt noch eine andere Bank unter einer Kastanie. Die
steht genau gegenüber von unserer Bank, aber sie steht unter einer
rosa blühenden Kastanie. Deshalb ist die Bank schlecht und ich mag
da nicht sitzen. Die Eis-Schleck-Bank ist eben die unter der weiß
blühenden Kastanie. Das ist eine Regel. Und Regeln darf man nicht
brechen. Das sagt Opa und deshalb stimmt es.

   Heute passierte eine Katastrophe:
Wir hatten uns gerade das Eis gekauft
und eilten zur Bank, um es dort zu
essen, aber da: Die Eis-Schleck-
Bank war schon besetzt! Dort saßen doch wirklich zwei Leute – ein
Junge und ein Mädchen – so
groß, dass sie sehr erwachsen
aussahen. Wie die bei-
den aussahen, war mir
völlig egal. Die bei-
den saßen auf un-
serer Bank! Das
war schrecklich und
noch schrecklicher

war, dass mein Eis auch noch zu laufen anfing und ich nicht daran lecken konnte. Denn Eis schlecken geht erst dann, wenn ich auf der „Eis-Schleck-Bank" sitze, das ist ja logisch.

„Wir müssen da jetzt sitzen!" rief ich. Ich war sicher, dass die beiden sofort aufspringen und weglaufen würden. Es war schließlich sehr wichtig.

Der Junge sah ganz komisch von mir zu Opa und zurück. Keine Ahnung, was dieser Blick bedeuten sollte. Dann sagte er: „Klar. Ist ja noch genug Platz da", und rückte ein Stück zur Seite. „Bitte sehr."

Aber das geht doch nicht!

„Wir müssen alleine auf der Bank sitzen", schrie ich entsetzt.

„Wieso? Wir sind doch schon weggerutscht", sagte das Mädchen.

Was jetzt? Da fiel mir ein, dass man „Bitte" sagen muss, wenn man etwas sehr Wichtiges unbedingt haben muss. Also rief ich:

„Bitte! Bitte, bitte."

Die ersten Eistropfen fielen zu Boden. Ich war den Tränen nahe.

„Sie kann sonst ihr Eis nicht essen", erklärte Opa, der sein Eis schon kräftig beschleckte. Opa war ja so gemein! Er hatte die Regel gebrochen, dass man erst auf der Eis-Schleck-Bank zu schlecken anfangen darf. Jetzt musste ich wirklich weinen.

„Was ist denn jetzt los? Warum weint sie?", fragte der Junge.

„Das ist doch nicht normal. Die hat wohl 'nen Problem im Kopf", schnaubte das Mädchen.

Ich nickte.

„Ja, das habe ich. Ich muss auf dieser Bank sitzen."

Die beiden sahen sich an. Dann zuckte der Junge mit den Schultern, nahm das Mädchen bei der Hand und sie standen auf. Was für ein Glück! Sofort setzte ich mich. Endlich konnte ich das Eis essen, das mittlerweile schon furchtbar weich und flüssig geworden war.

„Das nächste Mal müssen wir hier ein Schild aufstellen", erklärte ich Opa. „Damit so etwas nie, nie wieder passiert."

Opa sagte nur „mmh". „Mmh" ist blöd, da es alles und nichts bedeuten kann.

Opa war mit seinem Eis schon fertig. Er schloss die Augen und lehnte sich zurück. Er war wohl müde. Das war gar nicht schlecht, denn wenn ich Eis esse, mag ich eh nicht reden. Wenn ich gleichzeitig beim Essen reden muss, schmecke ich nichts mehr. Das geht beim Eis schlecken nicht, weil Eis zu lecker ist, als dass man es ohne zu schmecken essen könnte. Manchmal vergisst Opa das. Dann stellt er doch Fragen. Ganz dumme Fragen. Zum Beispiel, ob das Eis schmecke, oder ob das Wetter nicht mal wieder schön sei. Opa muss ganz schön dumm sein, dass er so etwas fragen muss. Denn dass das Eis schmeckt, muss er doch selber wissen. Er hat ja auch eins. Und jeder sieht, dass das Wetter schön ist.

Manchmal fragt Opa beim Eis essen auch nach meiner Moossammlung. Ich könnte zwar immer über meine Moose sprechen, aber nicht beim Eis essen. Denn über Moos spricht man nicht beim Eis essen. Das ist auch eine Regel. Vielleicht sollte ich Opa die noch mal erklären? Ich hab mal gehört, dass man alten Leuten alles ganz oft erklären muss, da sie es sonst wieder vergessen.

Plötzlich huschte ein Eichhörnchen über die Wiese. „Hallo, du", rief ich. Ich liebe Eichhörnchen. Fast so sehr wie Moose. Leider verschwand das Eichhörnchen sofort wieder. Es flitzte so schnell, wie das nur Eichhörnchen können, die Kastanie gegenüber von uns hinauf. Darunter auf der Bank saßen die beiden anderen Leute, der Junge und das Mädchen. Was machten die eigentlich? Ich beobachtete sie. Sie sahen interessant aus. Das Mädchen hatte ein Top an, so eins mit so dürren Trägern, das vorne viel zu tief runterhängt, so dass man fast alles sehen kann. Eklig so etwas. Die Farbe war aber gut. Genauso moosiggut grün wie mein Lieblingsmoos. Das heißt, bevor ich es trockne. Nach dem Trocknen wird es bräunlich. Opa sagt, ich solle das Moos in Alkohol einlegen, dann würde es nicht braun werden. Ich weiß nicht. Mag mein Moos denn Alkohol? Ich glaube nicht. Alkohol ist doch ganz scheußlich eklig. Sogar noch ekliger, als wenn die „Eis-Schleck-Bank" besetzt ist und man ein Eis in der Hand hat.

Aber was war jetzt los? Was machte denn der Junge da? Er rutschte so ganz fies nah an das Mädchen heran. Das sah schlimm aus, da wurde mir ja schon beim Zusehen schlecht. Da fasste er sie auch noch an, legte so widerlich gefangen nehmend den Arm um ihre Hüften. Das Mädchen war noch seltsamer. Anstelle aufzuspringen und wegzulaufen, rückte es ebenfalls näher an ihn heran. Und drückte sich sogar noch an ihn. Pfui aber auch! Ich vergaß vor Schreck fast, das Eis weiter zu schlecken. Und dann – nein, dann zog sie seinen Kopf runter und küsste ihn! Igitt! Mitten auf den Mund. So was aber auch! Das sehe ich sonst nur im Fernsehen, in diesen Ekelprogrammen, die in der Programmzeitschrift so viele Herzchen haben und die ich immer sofort wegschalte.

Sie küssten sich lange. Sehr lange, fürchterlich lange. Es sah so aus, als klebten ihre Münder aneinander. Ganz schrecklich lange blieben sie so. Solange, bis ich zwei Mal rundherum das Eishörnchen abgeknabbert hatte. Dann war es vorbei. Ich atmete erleichtert auf. Doch dann ging es schon wieder los! Und, nein, da war ich jetzt völlig fassungslos: Das Mädchen setzte sich auch noch auf seinen Schoss (freiwillig!) und sie berührten sich jetzt fast überall.

Schlimm. Ich musste an den entsetzlichen Tag denken, als ich mich auf Oma Friedas Schoss setzen musste. Das war auf ihrem Geburtstag gewesen. Ich hatte keine Chance: Die Großmutter hat mich einfach gepackt und auf ihre dicken Oberschenkel gesetzt. Ganz eklig war das. Wie konnte die nur so etwas machen? Ich habe ihr dann so lange mit den Hacken gegen die Schienenbeine getreten, bis sie mich losgelassen hat. Oma Frieda war dann sogar so nett, den ganzen Nachmittag nicht mehr mit mir zu sprechen.

Aber sich freiwillig auf einen Schoß setzen? Unmöglich! Und dann legte er auch noch die Arme um ihren Hals. Ganz, ganz schlimm sah das aus. Ich musste sogar die Augen zumachen. So nahe Berührungen sind einfach unerträglich. Das müssen die doch auch so empfinden. Oder nicht?

Ich musste Opa fragen.

„Opa!", rief ich.

Opa schnellte in die Höhe.

„Ist was passiert?"

„Ja. Guck mal da!" Ich zeigte auf die Bank gegenüber.

Opa lächelte ganz doof.

„Warum machen die so etwas Fieses, Opa? Und warum lächelst du so dumm?", fragte ich.

> „Die machen das, weil sie sich gerne haben. Wenn man sich gerne hat, ist man sich am liebsten auch körperlich nahe. Und das ist doch etwas Schönes!"
>
> „Nein. Jemanden gerne mögen kann man nämlich auch ohne Anfassen", informierte ich ihn.
>
> Dann stand ich auf. Mein Eis war eh aufgeschleckt und hier war es nicht mehr auszuhalten. Denn jetzt küssten sie sich schon wieder und hörten gar nicht mehr damit auf.

Was ist eine „Regel"?

Überall gibt es Regeln. Das sind Vorschriften, die dir sagen, was man machen darf und was man nicht machen darf. Es kann sein, dass du das manchmal ziemlich nervig findest. Vielleicht hast du es gerade eilig und die Ampel ist rot. Die Regel heißt, dass man erst gehen darf, wenn es grün ist. Du ärgerst dich, weil du warten musst.

Eine Regel brechen, kann gefährlich sein. Es könnte ein Auto kommen und dich überfahren. Deshalb ist es wichtig, sich an die Regel *„Die Straße erst bei Grün überqueren"* zu halten.

Regeln sind dazu da, unser Leben zu ordnen. Sie sorgen dafür, dass kein Chaos ausbricht. So ist es eine Regel, dass man zuhört, wenn jemand spricht. Würde sich niemand an die Regel halten und alle durcheinander reden, wäre das schrecklich laut. Dann würde niemand mehr verstehen, was du ihm sagen willst.

Manche Regeln gelten nur an bestimmten Orten, wie zum Beispiel, dass man sich in der Schule melden muss, um etwas während des Unterrichts zu sagen. Du musst dich nicht zu Hause melden, wenn du etwas sagen willst.

Wenn du nicht genau weißt, an welche Regel man sich unbedingt und überall halten muss und welche nur an bestimmten Orten gelten, frage deine Eltern oder andere Erwachsene. Sie können dir helfen.

Wieso reden Menschen über das Wetter?

Wenn Menschen zusammen sind, reden sie manchmal über das Wetter, berühmte Leute oder die teuren Benzinpreise. Das nennt sich „Small Talk" und bedeutet „Kleines Gespräch". Small Talk macht man mit Leuten, die man noch nicht so gut kennt oder auch manchmal mit Freunden. Wenn man zum Beispiel Eis essen geht, dann gibt es immer mal wieder eine Pause im Gespräch. Dann sagt keiner etwas. Das ist vielen Menschen unangenehm. Damit das Schweigen aufhört, sagt dann jemand vielleicht: *„Das Wetter war schon lange nicht mehr besonders schön"*. Da kann dann das Gegenüber immer etwas antworten.

Small Talk ist wichtig für das Zusammensein von Menschen. Kleine Gespräche zeigen, dass Menschen sich füreinander interessieren. Mit Small Talk beginnen viele interessante Gespräche und man kann dadurch Menschen besser kennen lernen. Gute Small-Talk-Themen sind:

• das Wetter
• der letzte Urlaub, die Wochenendplanung
• eine Berühmtheit, die gerade für Aufsehen sorgt
• ein Buch, das man gerade liest (oder sieht, wie jemand dieses Buch liest) oder ein Film, den man gesehen hat
• Hobbies usw.

Warum küssen sich Menschen und schmusen miteinander?

Wenn Menschen sich gerne mögen, wollen sie sich das zeigen. Oft berühren sie einander dann. Für die meisten Menschen fühlt sich das sehr schön an. Wenn man sehr vertraut miteinander ist, küsst man sich. Zum Küssen spitzt man die Lippen und drückt sie dem anderen ins Gesicht. Menschen, die ineinander verliebt sind, küssen sich gegenseitig ganz lange auf den Mund.

Mit dem Mund berührt man nur Dinge, die man gut kennt. Deshalb küsst man keine fremden Menschen.

Menschen, die sich so gerne mögen, dass sie sich küssen, schmusen auch gerne. Beim Schmusen drückt man sich aneinander und streichelt sich. Wenn Menschen schmusen, genießen sie es, den anderen so nah zu spüren.

Was kann ich tun, wenn jemand mich berühren oder mit mir knuddeln will und ich das nicht mag?

Berührungen sind für viele Menschen ganz selbstverständlich. Sie selbst mögen das und denken, dass alle anderen es auch mögen.

Es kann sein, dass du das überhaupt nicht magst. Du findest es vielleicht ganz schlimm, von anderen angefasst zu werden. Du fühlst dich schlecht dabei. Das kann der andere aber nicht wissen. Deshalb ist es wichtig, dass du es ihm sagst. Sag also: *„Ich mag dich sehr gerne, aber ich mag es nicht, angefasst zu werden."* Meistens versteht der andere das.

Wenn dich jemand richtig knuddeln will, du das aber nicht magst, musst du ihm das auch sagen. Vielleicht findest du Berührungen auch nicht ganz so schlimm. Dann kannst du sagen: *„Ich mag keinen so engen Körperkontakt. Aber ich bin einverstanden, wenn du mir über die Wange oder den Arm streichelst."*

4   Besuch auf dem Friedhof

11. August 1997
(Coline, 7 Jahre)

    Liebes Tagebuch,

einmal im Monat gehen wir Papa besuchen. Papa ist auf dem Friedhof. Man kann mit ihm nicht reden. Zumindest nicht richtig. Er antwortet nicht. Trotzdem erzählt Mama ihm immer alles Mögliche. Wie es uns geht. Was sie gerade macht. Manchmal fragt sie ihn auch um Rat. Obwohl er nie antwortet.

Heute wollten wir wieder zum Friedhof gehen.

„Willst du Papa nicht ein paar Blümchen pflücken?", fragte Mama.

Mama sagt, dass Papa Blumen gerne möge. Er habe es früher geliebt, im Garten zu arbeiten. Mamas Lieblings-Rosenstrauch, eine lila blühende Pflanze mit ganz starkem Geruch, hat Papa noch selbst eingepflanzt. Das war, bevor ich geboren worden bin. Das ist also schon sehr lange her.

Mama mag es gerne, wenn ich für Papa Blumen pflücke. Also war ich einverstanden. Ich nahm die Blumenschere aus der Schublade und ging in unseren Vorgarten, da dort die schönsten Blumen blühten. Ich schnitt drei Tagetesblüten ab, vier Ringelblumen, drei Sommerastern und etwas Schleierkraut.

Ich sah mich um. Was konnte ich noch für Papas Strauß nehmen? Da sah ich im Vorgarten von unseren Nachbarn ganz tolle, dicke orangefarbene Klatschmohnblüten. Die brauchte ich! Ich kletterte flugs über das kleine Mauerchen, das unseren

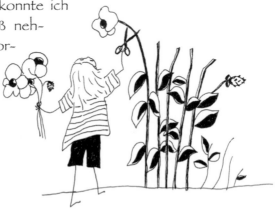

45

Garten von dem anderen trennte und schnitt alle fünf aufgeblühten Klatschmohnblumen ab. Danach war mein Strauß richtig schön dick und bunt. Papa würde sich freuen.

„Wo hast du denn diesen tollen Klatschmohn her?", fragte Mama, als ich ihr die Blumen zeigte. „So etwas haben wir doch gar nicht im Garten."

„Oh nein", rief Opa. „Coline, sag bitte nicht, dass das der Klatschmohn von den Körfers ist."

„Coline, stimmt das?", rief Mama. „Hast du die Blumen aus dem Garten von den Körfers genommen?"

Die Körfers waren unsere Nachbarn. Herr und Frau Körfer und ein Sohn Körfer, der aber schon erwachsen ist und ausgezogen war.

„Natürlich. Die sehen doch schön aus in Papas Strauß. Oder magst du keinen Klatschmohn?"

„Coline!", rief Mama. „Wie oft habe ich dir schon gesagt, dass du nicht einfach nehmen darfst, was anderen Leuten gehört?"

Jetzt war Mama aber unfair! Richtig gemein, widerlich, ungerecht war sie!

„Du bist doof!", schrie ich. „Blumen gehören doch niemandem. Die wachsen von ganz alleine! So ist das. Wie das Moos auch. Das darf ich doch auch überall holen und nicht nur bei uns im Garten."

„Das ist etwas anderes. Moos ist Unkraut. Diese Blumen hier aber haben die Nachbarn extra angepflanzt. Sie haben sie gekauft, verstehst du?"

„Moos ist kein Unkraut", brüllte ich.

„Doch. Und du bist eine Diebin. Einfach wegnehmen, das geht nicht, Coline!"

Mama war ja so gemein. Ich bin doch keine Verbrecherin! Ich lief in mein Zimmer, warf mich auf mein Bett und hämmerte gegen die dicke Bettdecke.

Plötzlich klingelte es an der Tür. Nach einer Weile kam Opa in mein Zimmer.

„Frau Körfer ist da", sagte er. „Sie will mit dir sprechen."

„Ich will aber nicht mit Frau Körfer sprechen", sagte ich. „Frau Körfer ist doof."

„Coline, das muss jetzt sein. Mama hat ihr schon gesagt, dass du es nicht böse gemeint hast. Also komm mit. Sag einfach, dass es dir leid tut, ja?"

„Kriege ich dann Schimpfe?", fragte ich.

Opa schüttelte den Kopf.

„Wenn du jetzt mitkommst, schimpft niemand."

Ich überlegte.

„Ist dann wieder alles gut? Bin ich dann keine Diebin mehr?"

Opa lächelte.

„Du warst nie eine Diebin. Und das musst du Frau Körfer jetzt auch zeigen. Denn wer keine Diebin ist, braucht sich auch nicht zu verstecken."

Opa hatte Recht. Also ging ich mit ihm zusammen runter zu Frau Körfer und Mama.

Frau Körfer hörte auf zu reden, als sie mich sah. Sie runzelte die Stirn und sah mir mit einem blöden Blick entgegen. Ich wollte wieder zurück in mein Zimmer. Aber Opa gab mir einen Stoß. „Nun mach schon", flüsterte er.

„Frau Körfer", sagte ich und schluckte. „Also, ich war es. Ich habe die Klatschmohnblumen aus ihrem Garten abgeschnitten. Alle fünf. Ich dachte, die gehören niemandem. Ich wusste nicht, dass das verboten ist. Aber hören Sie, ich bin keine Diebin!", rief ich. „Ich wollte doch nur für meinen Papa ein paar Blumen pflücken. Der mag nämlich Blumen so gerne, wissen Sie? So gerne wie ich Moos mag. Und Moos mag ich sehr, sehr gerne."

„Für deinen Vater? Ich dachte, der ist tot?", fragte Frau Körfer.

„Der Papa wohnt auf dem Friedhof", informierte ich die dumme Frau. „Warum soll der tot sein?"

Opa räusperte sich sehr laut. Frau Körfer sagte nur „Oh", und dann leise: „Tut mir leid."

„Nein, Frau Körfer. Mir tut es doch leid. Weil ich die Blumen abgeschnitten habe, die Sie extra gekauft und angepflanzt haben."

„Ach, die", sagte Frau Körfer. „Das ist nicht so schlimm. Ich hatte mich nur gewundert, wo der Klatschmohn geblieben ist. Und da ich dich im Garten gesehen hatte,… Aber nun ja, das ist ja nun geklärt."

Frau Körfer ging wieder weg. Endlich.

„Gehen wir jetzt zu Papa?", fragte ich.

Mama nickte. Dann gab sie mir eine dieser Kerzen, die in einem roten, durchsichtigen Plastikgefäß stecken und die ganz lange brennen.

„Für Papa", sagte sie und lächelte.

„Bist du nicht mehr böse?", fragte ich.

Mama schüttelte den Kopf. „Nein. Du hast es ja nur gut gemeint."

Da heute so schönes Wetter war, gingen wir zu Fuß zu Papa. Weit war es nicht. Unterwegs konnte ich den Wegrand nach Moospflänzchen absuchen. Leider war hier alles so platt getreten, dass ich nichts Schönes finden konnte. Dann endlich sah ich ein frisches, kleines, tapferes Moospflänzchen neben einem Haufen Hunde-Aa.

Ich blieb stehen.

„Mama, gehört das jemandem?"

„Was meinst du?", fragte Mama. „Den Haufen da?"

„Nein. Ich meine, ob das liebe Moospflänzchen jemandem gehört."

„Nein. Das darfst du mitnehmen."

„Und woher weißt du das?", fragte ich.

„Weil der Weg hier allen gehört."

„Auch mir?"

„Na ja. Eigentlich gehört der Weg der Stadt. Aber wir alle dürfen ihn benutzen."

„Dann gehört doch auch der Stadt das Moospflänzchen. Muss ich dann nicht erst den Bürgermeister fragen?"

„Nein", lachte Mama. „Ich denke, der hat in diesem Fall nichts dagegen. Aber pass auf, dass du nicht an den Hundehaufen kommst."

Mama ging mit Opa langsam weiter. Ich bückte mich und zupfte behutsam das Moospflänzchen vom Boden ab und legte es in eines der kleinen Mini-Marmeladengläser, das ich für diesen Zweck immer dabei habe.

Als ich Mama und Opa hinterherlief, wunderte ich mich, woher Mama so genau wissen konnte, dass der Bürgermeister nichts dagegen hatte, dass ich mir sein Moospflänzchen mitnahm. Ob man bei ihm im Garten auch Klatschmohnblumen pflücken darf? Und Rosen, und Ringelblumen, und Tagetes?

Dann erreichten wir den Friedhof. Wie immer kamen uns viele alte Frauen mit Gießkännchen und Blumen entgegen. Man muss dann immer „Hallo" sagen und freundlich gucken. Mama und Opa wollen das so.

Endlich standen wir an dem großen Rechteck, an dessen Ende ein großer Stein aufgestellt war. Darauf stand „Bernd Meier, 07.08.1962 – 06.06.1992." Ich mochte diese Zahlen. Addierte man die Ziffern vor und hinter dem Strich, kam immer das gleiche raus, nämlich „33".

Mama stand mit gebeugtem Kopf und gefalteten Händen da. Sie bewegte die Lippen und murmelte etwas.

„Sprich doch lauter, ich verstehe nichts", sagte ich. Mama reagierte nicht. Sie murmelte weiter und so leise, dass man wirklich kein Wort verstehen konnte.

„Bitte?", rief ich laut. Das sagt man, wenn man nicht verstanden hat, was ein anderer sagt. Mama reagierte immer noch nicht. Komisch. Ich zupfte an ihrem Ärmel. Mama blieb unbeweglich stehen. Was war nur los?

„Coline", flüsterte Opa. Er winkte mir zu, dass ich zu ihm kommen sollte und dann ging er mit mir ein Stück den Weg entlang.

„Die Mama will jetzt alleine sein", sagte er.

„Warum?"

„Sie betet. Dabei darf man nicht stören."

„Was ist denn ‚beten'?"

„‚Beten' heißt, dass man mit dem lieben Gott spricht."

„Ach, der. Der antwortet doch nie. Oder antwortet er dir? Oder Mama? Mir antwortet er nicht!"

„Nein, Gott antwortet nicht. Jedenfalls nicht direkt. Aber es tut gut, ihm von seinen Problemen zu erzählen. Oder auf seine Hilfe zu hoffen, wenn es einem schlecht geht und man nicht mehr weiter weiß. Manchmal will man sich auch einfach nur für etwas bedanken."

„Aha. Und warum betet Mama jetzt?"

„Sie betet für deinen Papa."

„Und warum das? Dem geht es doch gut! Oder etwa nicht?"

„Doch, ganz bestimmt. Wenn deine Mutter betet, fühlt sie sich dem Papa näher. Denn weißt du, der ist jetzt bei Gott."

„Bei Gott?"

„Ja. Im Himmel."

Das war ja unglaublich!

„Und ich habe immer gedacht, der würde hier auf dem Friedhof sein. Dann brauchen wir ja nur nach oben zu gucken, um ihn zu sehen. Wo im Himmel wohnt er denn? Über unserem Haus? Oder über dem Friedhof?"

„Nein, Coline, dein Papa ist nicht da oben im Himmel. Himmel ist ein anderes Wort für „Paradies". Man meint damit, dass jemand Gott ganz, ganz nahe ist. Diesen Platz gibt es nirgends auf der Welt."

„Und wo dann? Im Weltall?"

„Nein. Bestimmt nicht."

„Wo dann?"

„Das weiß niemand."

„Und wie sieht es dort aus?"

„Das weiß man auch nicht."

„Und woher weiß man dann, dass es das alles überhaupt gibt?"

„Ja, Colinchen, das weiß man eben auch nicht. Man glaubt es nur."

„Ist das nicht dasselbe?"

Opa schüttelte den Kopf. Er schaute den Weg hinunter. Dort ging gerade eine Menge Menschen entlang. Sie waren fast alle schwarz gekleidet. Ganz vorne waren Männer, die einen braunen Kasten trugen.

„Was machen die da? Ziehen die um?"

„So ähnlich. Ja gewissermaßen zieht da jemand um. Der Mensch, der in dem Sarg liegt, wird jetzt unter die Erde gebracht."

„Da liegt einer drin? Wie schrecklich!"

„Ja. Aber der ist schon tot."

„Tot?"

„Ja. Erinnerst du dich noch daran, als unser Kanarienvogel sich nicht mehr bewegt hat? Das gleiche passiert irgendwann auch mit einem Menschen. Den leblosen Körper vergräbt man dann. Und zwar hier auf dem Friedhof. Und die Seele des Menschen, also gewissermaßen sein Geist, kommt zu Gott."

„Und dort geht es dieser Seele gut?"

„Ja. Das hofft man."

„Warum weinen dann die Leute? Sind das Heulsusen!"

„Die sind traurig, weil ein Mensch gestorben ist, den sie sehr gerne mögen."

„Und warum ist man deswegen traurig? Du hast doch gesagt, es geht einem gut, wenn man tot ist."

„Das hofft man, Coline, das weiß niemand. Und traurig ist man, weil man nun ohne diesen Menschen weiterleben muss, verstehst du?"

„Aber man kann denjenigen doch besuchen gehen! So wie wir Papa besuchen."

„Ja, aber es ist anders als vorher."

Ich dachte über alles nach.

„Wie sieht eigentlich ein Toter aus, so ganz ohne Seele?", fragte ich Opa.

„Ach, Coline, das willst du gar nicht so genau wissen."

„Doch, will ich!"

Opa schüttelte nur den Kopf und ging zurück zu Mama. Dann musste ich das eben selbst herausfinden. Ich lief den Leuten hinterher, die gerade mit dem Holzkasten verschwunden waren. Denn darin, so hatte Opa gesagt, würde ein toter Mensch liegen.

Die Leute standen um ein großes Loch im Boden herum. Die vier Männer hatten den Sarg daneben abgestellt. Ich lief schnell hin und fragte den dicken Mann im schwarzen Mantel, der ganz vorne bei dem Sarg stand:

„Darf ich mal da reingucken?"

Der Mann schniefte.

„Wo willst du reingucken, mein Kind? In das Loch?"

Ich warf rasch einen Blick in das Loch. Es war ein gewöhnliches, langweiliges Erdloch. Ich schüttelte den Kopf.

„Darf ich mal in den Kasten gucken?", fragte ich.

„In welchen Kasten denn?"

„Na in den Kasten, in dem der tote Mensch liegt."

Jetzt sagte der Mann nichts mehr. Er sah mich an und dabei stand sein Mund so weit offen, wie bei einem Fisch, wenn er „blubb" macht. Ich lachte. Da sagte die hagere Frau neben ihm: „Geh bitte."

Dem dicken Mann kullerten jetzt Tränen die Wangen hinunter.

„Sie sind traurig, weil der Mensch in dem Kasten jetzt bei Gott ist, nicht wahr? Aber bei Gott geht es ihm gut."

„Ich glaube nicht an Gott", stieß der Mann hervor.

„Aber", ich wollte gerade etwas sagen, da fasste mich jemand von hinten an die Schulter. Opa.

„Coline, komm sofort da weg." Und zu den Leuten sagte er: „Entschuldigen Sie bitte das Verhalten meiner Enkelin. Mein herzliches Beileid auch."

Opas Stimme war ganz anders als sonst und anfassen tat er mich sonst auch nie, weil er weiß, dass ich das nicht mag.

„Lass mich los!", rief ich und ging in sicherem Abstand zu Opa, damit er nicht wieder nach mir langen konnte. Dann sagte ich:

„Der dicke Mann glaubt nicht an Gott. Der ist dumm, oder?"

Opa seufzte.

„Nein, Coline. Das hat nichts mit Dummsein zu tun. Woran man glaubt, ist eine ganz persönliche Sache. Da darf man nie drüber lachen. Und wenn Menschen so traurig sind wie er gerade, muss man sie in Ruhe lassen."

Ich überlegte. So richtig verstehen konnte ich das nicht. Warum spricht Mama mit Papa, wenn er sie doch gar nicht hören kann, warum glaubt der dicke Mann nicht an Gott und warum hat Opa gerade „mein herzliches Beileid" gesagt?

„Das sagt man so. Es bedeutet, dass man das Leid der anderen versteht und mit ihnen traurig ist."

Ich sah, dass Mama uns entgegenkam. Ich rannte auf sie zu, blieb vor ihr stehen und sagte:

„Mein herzliches Beileid."

Mama lachte. Dann lächelte sie:

„Nein, Colinchen, es ist alles gut."

Nach diesem verwirrenden Tag habe ich gar nichts mehr verstanden. Ich glaube, dieses Totsein ist eine ganz schön komplizierte Sache. Hoffentlich werde ich nie tot sein. Ich weiß ja gar nicht, wo ich dann hin muss und ob ich glücklich oder traurig sein muss.

Wer oder was ist „Gott"?

Viele Menschen glauben, dass Gott die Erde, die Tiere und Menschen erschaffen hat. Noch nie hat ein Mensch ein Foto von Gott gemacht, daher ist nicht genau bekannt, wie er aussieht. Manche Menschen sehen einen alten Mann mit langem, weißem Bart vor sich, wenn sie an Gott denken. Andere stellen sich Gott als etwas Unsichtbares vor, das immer und überall da ist. So wie die Luft, die immer auf der Erde immer um einen herum ist. Gläubige sagen, sie können Gott spüren.

Gott lässt alles wachsen, leben, aber auch sterben. Vielleicht ist Gott wie die Sonne, die Leben ermöglichen, aber auch verbrennen kann.

Was bedeutet „beten"?

Wer mit Gott sprechen will, kann beten. Dazu kann man unterschiedliche Haltungen mit den Händen und dem Körper einnehmen. Dann kann man leise zu ihm sprechen. Man kann dabei flüstern, laut reden oder nur denken. Viele Menschen sagen, dass sie von Gott Hilfe bekommen, wenn sie Probleme haben. Oder sie wollen Gott einfach nur sagen, was an ihrem Leben schön ist und ihm dafür danken. Manche beten vor dem Essen, um Gott zu danken, dass sie genug zu essen haben. Viele beten auch für andere Menschen, wenn diese krank, in großer Not oder gestorben sind. Sie möchten, dass Gott gut auf sie aufpasst.

Was bedeutet „tot sein"?

Was lebt, bewegt sich, kann reagieren, wenn man es anfasst, wächst und verändert sich. Tiere sind lebendig, Pflanzen sind lebendig und du bist natürlich auch lebendig. Dein Körper wächst und verändert sich, deine Organe arbeiten und dein Gehirn im Kopf denkt und fühlt.

Wenn ein Mensch stirbt, dann hört das alles auf. Alle Vorgänge, die zuvor abgelaufen sind, kommen nun für immer zur Ruhe. Wer tot ist, spürt keine Schmerzen mehr. Er kann nichts mehr fühlen, nichts mehr hören, nichts mehr sehen und sein Körper bewegt sich nicht mehr. Wenn ein Mensch tot ist, dann wird der tote Körper meistens beerdigt. Dafür legt man ihn in einen Sarg, den man in der Erde vergräbt. In dem Sarg wird der Körper im Laufe der Zeit zu Staub.

Was ist eine „Seele"?

Wer an Gott glaubt, glaubt auch, dass es eine Seele gibt, die unsterblich ist. Sie lebt also weiter, wenn der Körper stirbt. Eine Seele stellen sich viele Menschen wie Atem oder wie Rauch vor. Die Seele ist so etwas wie der Mensch mit all seinen Gedanken, Gefühlen und Erinnerungen – nur, dass der menschliche Körper tot ist. Die Seele aber lebt ohne den Körper weiter.

Ob die Seele wirklich wie ein weißer Nebel aussieht, weiß niemand. Bisher hat noch niemand eine Seele gesehen. Man kann nur glauben, dass es sie gibt. Manche Menschen glauben aber auch, dass es gar keine Seele gibt, sondern dass mit dem Tod des Menschen alles vorbei ist.

Warum glauben manche Menschen an Gott und andere nicht?

Warum manche Menschen an Gott glauben und andere nicht, ist schwer zu sagen. Viele, die von ihren Eltern gelernt haben, dass es Gott gibt, glauben später auch an ihn. Diejenigen, deren Eltern nicht an Gott geglaubt haben, glauben oft auch nicht an ihn. Es kann aber auch sein, dass jemand durch ein Erlebnis gläubig wird, auch wenn er zuvor nie viel über Gott nachgedacht hat. Jemand kann zum Beispiel schwer krank gewesen und plötzlich geheilt worden sein. Das kann ihm das Gefühl geben, dass Gott ihm geholfen hat.

Es gibt auch Menschen, für die es nur das gibt, was sie sehen oder anfassen können. Für sie existiert nur das, was man beweisen kann. Gott kann man aber nicht beweisen, das heißt man hat keine Möglichkeit, ihn zu finden (zu sehen, zu hören oder anzufassen). Daher sagen manche, dass es ihn auch nicht geben kann.

Was ist „Mitgefühl"?

Mitgefühl bedeutet, dass man versteht, was andere Menschen fühlen. Vielleicht hattest du auch schon einmal Mitgefühl mit jemandem. Stell dir vor, die Katze deines besten Freundes hatte einen schlimmen Autounfall. Vielleicht hast du auch schon mal erlebt, dass dein geliebtes Haustier einen Unfall oder eine schlimme Krankheit hatte. Wenn ja, dann weißt du bestimmt, wie dein Freund sich gerade fühlt.

Wenn jemand Mitgefühl hat, tut es ihm zum Beispiel leid, wenn er sieht, wie jemand weint. Er tröstet die Person und redet beruhigend auf sie ein. Auch, wenn andere Menschen Angst oder Sorgen haben, hilft es ihnen, wenn jemand Mitgefühl zeigt. Mitgefühl kann man durch tröstende Worte, eine vorsichtige Umarmung oder sanftes Streicheln über den Kopf zeigen.

Wann tröstet man jemanden und wann nicht?

Wenn du jemanden siehst, der weint oder den Kopf auf die Hände stützt und den Blick dabei nach unten wendet, dann ist die Person wahrscheinlich traurig. Die meisten Menschen mögen es, wenn man sie dann tröstet. Das bedeutet, dass sie es mögen, wenn du zu ihnen gehst und fragst: *„Kann ich irgendetwas für dich tun?"* Sie mögen es, wenn du ihnen hilfst, sich wieder besser zu fühlen.

Manchmal ist es aber auch so, dass eine traurige Person nicht möchte, dass man sie tröstet. Sie wird dann sagen, dass sie alleine sein will oder dass du sie in Ruhe lassen sollst.

Wenn du also jemanden trösten möchtest, diese Person das aber nicht mag, dann solltest du sie alleine lassen und eine dritte Person um Hilfe bitten, zum Beispiel einen Lehrer oder deine Eltern.

Was kann man tun, um jemandem zu helfen?

Wenn du merkst, dass jemand traurig ist, kannst du ihm vielleicht helfen. Dies sind Dinge, die du tun kannst, um jemandem zu helfen:

1. Frage denjenigen, was er braucht, um sich besser zu fühlen. Frage: *„Was genau kann ich tun, damit du dich besser fühlst?"*

2. Wenn du siehst, dass derjenige verletzt ist, hole Hilfe. Wende dich an einen Erwachsenen und sage, dass jemand verletzt ist.
3. Wenn jemand etwas verloren hat, hilf ihm suchen.
4. Wenn ein Kind Probleme mit einer Schulaufgabe hat, hilf ihm oder ihr, sie zu lösen.
5. Wenn ein Kind etwas verschüttet hat (zum Beispiel Milch oder M&Ms), hilf ihm oder ihr, es aufzuwischen oder einzusammeln.

Wenn du jemandem hilfst, wird er sich sehr freuen und dich gern mögen.

5   Die Geburtstagsfeier

    Liebes Tagebuch,

Nadine aus meiner Klasse hat heute Geburtstag. Sie wird zehn Jahre alt. Letzte Woche hat sie mich und ganz viele andere aus der Klasse eingeladen. Da war ich ganz überrascht, denn normalerweise lädt mich niemand ein.

Großvater sagte gleich, dass wir ein Geschenk kaufen müssten.

„Was soll ich denn schenken?", fragte ich.

Opa überlegte. Dann meinte er: „Worüber würdest du dich denn freuen?"

„Über ein Buch. Ein Buch mit ganz vielen Moospflänzchen drin." Ich strahlte.

Opa überlegte. Dann schüttelte er den Kopf. „Ich glaube, das ist nicht das richtige."

„Was ist denn dann das richtige?"

„Ich werde was besorgen. Es freut mich, dass sie dich eingeladen hat."

Ich sagte nur „mmh". Was gibt es da zu freuen? Denn um ehrlich zu sein, hatte ich überhaupt keine Lust zu dieser Geburtstagsfeier am Samstag. Ich musste daran denken, dass ich dann ja gar nicht wie sonst an den schönen Wochenend-Nachmittagen neue Moose suchen konnte.

„Freust du dich denn nicht?", fragte Großvater mit dieser wackligen Stimme, die ich nicht leiden kann.

„Ich war doch noch nie auf einem Geburtstag", sagte ich. „Was macht man da überhaupt?"

„Na, Spaß haben! Man macht ganz tolle Dinge. Es wird dir gefallen."

Opa redete davon, als sei es wirklich toll. Er fand gar kein Ende mehr. Ich beschloss, mich zumindest ein wenig zu freuen. Opa schien das wirklich wichtig zu sein. Außerdem, vielleicht würden wir bei Nadine ja alle zusammen Moospflanzen suchen gehen? Das ist ja auch das einzig sinnvolle, das man am Wochenende machen kann. Alleine ist es zwar schöner, aber einmal würde ich es auch mit anderen zusammen machen können. Aber auf jeden Fall musste mir Nadine ihre Moossammlung zeigen. Ob sie wohl ein Brunnenlebermoos hatte?

Am nächsten Tag hatte Opa schon das Geschenk gekauft.

„Was ist denn das?“ fragte ich entsetzt, als ich die pinkfarbene Schachtel sah.

„Na, eine Barbie. Damit spielen Mädchen.“

„Spielen? Damit? Wie geht denn das?“

Also, das konnte ich mir nun gar nicht vorstellen. Diese merkwürdige Puppe war dürr, hatte unpraktisch lange Haare und so ein buntes Rüschenkleid an. Sie war einfach nur hässlich. Ich wollte sie noch nicht einmal anfassen.

„Nadine wird sich freuen“, sagte Opa und wickelte das schreckliche Teil in Geschenkpapier. Zumindest musste ich es jetzt nicht mehr ansehen.

Heute ist Samstag, der Tag, an dem Nadine ihren Geburtstag feierte. Opa wollte mich um halb drei fahren, denn um drei Uhr würde es anfangen. Was auch immer das sein sollte, was sich hinter dem Begriff „Kindergeburtstagsfeier“ verbarg. Ich strich noch einmal über mein Moos-Album. „Tschüss“, murmelte ich. „Wir sehen uns erst um halb sieben wieder.“ Der Geburtstag sollte bis sechs Uhr dauern und Opa musste mich pünktlich abholen. Das war versprochen.

„Colinchen, bist du fertig?“, rief Opa. Er hatte es sehr eilig, dabei war es doch erst 20 nach zwei.

„Ja, ja.“

Opa kam in mein Zimmer.

„Du bist ja gar nicht fertig! Was erzählst du denn?“, rief er.

„Natürlich bin ich fertig. Wir können fahren“, sagte ich und schlüpfte in die Jacke von meinem Jogginganzug.

Opa schüttelte den Kopf.

„Du musst dir was anziehen."

War Opa plötzlich blind geworden? Ich hatte doch längst etwas an!

„Man geht nicht im Jogginganzug auf einen Geburtstag."

Das wurde mir jetzt wirklich zu blöd. Ich stampfte mit dem Fuß auf.

„Am Wochenende habe ich immer einen Jogginganzug an. Das ist eine Regel."

„Nein, das ist keine Regel. Das ist nur eine Gewohnheit. Und jetzt zieh dich um."

„Nein. Lieber bleibe ich zu Hause."

Da war Opa machtlos. Er musste mich so ins Auto stecken und zu einem blöden, weißen Haus fahren. Der Garten war so aufgeräumt, dass da noch nicht einmal ein Löwenzahn wuchs.

„Hier gefällt es mir nicht. Bring mich zurück."

„Nun warte doch erst mal ab. Das kannst du jetzt noch gar nicht wissen."

Doch. Ich konnte das wissen. Aber Opa ließ nicht locker. Er ging einfach zu dem Haus und klingelte. Ich versteckte mich hinter ihm. Vielleicht würde man mich ja nicht sehen und ich konnte einfach wieder mit Opa zurück nach Hause fahren? Das Geschenk wollte ich aber schon noch abgeben. Dann war ich das hässliche Teil endlich los.

Eine Frau mit kurzen Haaren öffnete die Tür.

„Guten Tag", sagte Opa. Es hörte sich an wie „Guten Quack". Ich musste lachen.

„Ja, hallo, wen haben wir denn da?", fragte die Frau.

Opa trat einen Schritt zur Seite. Jetzt konnte mich die Frau sehen.

„Ich bin Coline Meier aus der Klasse 4a. Ich möchte zu Nadine Esser."

„Ach, dann bist du die erste. Komm nur rein."

Ich drehte mich zu Opa um. Der grinste und gab mir einen Stoß. Er war ja so gemein. Ich musste ins Haus gehen und drehte mich an der Tür um. Opa winkte. Er ließ mich wirklich allein! In diesem fremden, weißen Haus, das von innen kalt war und nach Reinigern stank.

„Opi", flüsterte ich.

„Viel Spaß", rief Opa nur und ging einfach weg. Ich konnte es nicht fassen. Schritt für Schritt entfernte er sich.

„Dein erster Besuch ist da", rief die Frau eine Treppe hoch und Nadine kam runter.

„Ach, das ist ja nur Coline", sagte sie, als sie mich sah.

„Mein Großvater ist gerade weggefahren", sagte ich.

Nadine sah mich an.

Dann sagte sie: „Aha".

Ich wollte nach Hause. Da fiel mir ein, dass Opa gesagt hatte, ich müsste gratulieren. Wie war das noch mal? Man sollte die Hand dabei geben?

Ich ließ die Hand nach vorne schnellen und rasselte meinen Spruch runter:

„Herzlichen Glückwunsch zum Geburtstag und alles Gute".

Dann ließ ich die Hand wieder sinken. Nadine hatte sie nicht genommen. Glück gehabt.

„Ist das für mich?", fragte Nadine und schaute auf das Päckchen.

„Ja", sagte ich und war froh, es nun endlich los zu sein.

Nadine riss noch im Flur das Geschenkpapier auf.

„Eine Barbie?", fragte sie dann.

Ich nickte unsicher. Das hatte Opa gesagt.

„Wer spielt denn noch mit Barbies? Du etwa?", fragte sie.

Ich schüttelte den Kopf.

„Opa sagt, du magst so etwas."

„Du lässt deinen Opa ein Geburts-
tagsgeschenk für mich kaufen?"

Nadine tippte sich an die Stirn.
Dann klingelte es. Ich hatte Glück.
Vanessa und Katharina kamen und
liefen sofort mit Nadine die Treppe hoch in ihr Zimmer. Ich blieb im
Flur stehen und zählte die Flie-
sen auf dem Boden.

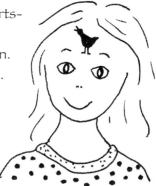

Es klingelte wieder, Nadine kam die Treppe runtergesaust, öffnete und verschwand mit neuen Mädchen nach oben.

So ging es eine ganze Weile. Von oben hörte ich Gekreische, Gekicher und dazwischen Stimmenfetzen. Es war laut. Ich wollte nach Hause. Zu meinen Moosen. Ich schniefte.

Plötzlich stand diese Frau hinter mir.

„Willst du nicht auch hochgehen?"

Ich schüttelte den Kopf. Bloß nicht da hoch!

„Na, komm", sagte die Frau und griff nach meiner Hand.

„Nein!", schrie ich. Sie durfte mich doch nicht einfach anfassen!

Die Frau sah mich an. „Dann eben nicht", sagte sie. „Die anderen kommen sowieso gleich runter, es gibt Waffeln und Kakao."

Wenige Minuten später kam die Frau wieder und rief die Treppe hoch:

„Nadine, kommt ihr? Es gibt Essen!"

Oben hörte ich Füße-Gescharre und Getrampel, dann stürmten alle die Treppe runter. Ich flüchtete in eine Ecke zwischen Schrank und Haustür. Es war fürchterlich. Die vielen Kinder machten mir Angst. Hier war es sogar noch schlimmer als in der Schule. Es war lauter, überdrehter. Und ich war ja gar nicht drauf vorbereitet, dass die Kinder so laut sein würden.

Ich drückte mich tiefer in die Nische. Mit dem Rücken an die Wand gepresst fühlte ich mich sicherer. Nadine tuschelte mit der Frau. Dann kam sie zu mir.

„Coline, wir essen jetzt. Du musst auch kommen", sagte sie.

Ich kroch langsam aus meinem Versteck hervor. Wenn Nadine sagte, dass ich das müsse, dann würde es wohl stimmen.

Sie hatten mir ganz am Ende des Tisches noch einen Platz frei gehalten. Ich musste zwischen Yvonne sitzen, die so fürchterlich stinkt, und Daniela, die von allen am schrillsten kichert.

Die Frau schüttete mir einen merkwürdig durchscheinenden gelben Plastikbecher voll mit Kakao. Der Kakao darin sah ebenfalls gelb aus und gar nicht braun, wie Kakao auszusehen hat. Auf den Teller legte sie mir eine Waffel. Eine viereckige Waffel und keine, die aus fünf Herzen besteht, die man so genüsslich auseinander reißen kann. Solche backt Opa immer. Diese Waffeln hier waren labbrig und warm waren sie auch nicht mehr.

„Möchte jemand Eis oder Sahne dazu?"

Alle hoben die Hand. Das war wohl ein Zeichen. Ich hob auch die Hand. Doch was dann kam, war schrecklich: Die Frau kleckste einfach einen dicken Klecks Sahne mitten auf meine Waffel.

„Halt!", rief ich.

„Du wolltest doch Sahne."

„Nein", sagte ich.

„Aber du hast doch die Hand gehoben."

„Ja."

„Na siehst du", sagte die Frau und gab nun Yvonne Sahne. Sie wollte gleich zwei Kleckse.

Ich starrte auf den Teller. Kurz darauf ging die Frau mit Eis herum und platzierte ohne zu fragen noch eine Kugel davon auf meinen Teller. Alles lief ineinander und sah eklig aus. Das würde ich nie essen können.

Ich tauchte den Finger in das Eis. Es war viel zu flüssig und warm. Und die Sahne war weich und gar nicht fest geschlagen.

Alle fingen an zu essen. Ich konnte nicht. Ich schob den Teller weg.

„Schmeckt's nicht?", fragte die Frau.

„Es sieht so eklig aus", sagte ich.

Die Frau gab ein komisches Geräusch von sich, war aber lieb und nahm meinen Teller weg.

Nach dem Essen mussten wieder alle Kinder hochgehen. Diesmal gab es kein Entkommen. Die Frau stupste mich einfach die Treppe hinauf.

Nadines Zimmer war fürchterlich unordentlich. Überall lagen unnütze Sachen herum, CDs, Schminksachen und ganz viel Kleidung. Die Mädchen drehten die Musik laut auf und begannen, seltsam dazu herumzuhüpfen.

Mir taten die Ohren weh und irgendwann tat mir alles weh, der ganze Körper. Ihre Stimmen schwirrten um mich herum. Sie klangen nur noch nach Lärm und gingen schließlich in ein einziges Stimmengematsch über. Die Farben verschwammen vor meinen Augen. Ich hatte das Gefühl, gleich umzufallen.

Ich schwankte aus dem Zimmer. Im Flur sah ich am Ende des Ganges eine verschlossene Tür. Es war ein Schlafzimmer mit einem großen, flauschig bezogenen Bett. Ich legte mich auf das Bett, drückte mir die Kissen gegen die Ohren und schloss die Augen. Schlafen ist das einzige, was hilft, wenn alles zu viel wird.

Später weckte mich eine laut kreischende Frau. Sie schimpfte fürchterlich. Ich verstand gar nicht, was los war.

„Das erzähle ich deinem Opa, wenn er gleich kommt. Und Fritten und Würstchen gibt es für dich auch nicht."

Da wurde mir bewusst, wo ich war. Auf Nadines Geburtstagsfeier.

Die Frau drängte mich aus dem Schlafzimmer, die Treppe runter und in die Küche, wo die anderen schon saßen. Als ich dann sah, wie alle von der Frau lange, pinkfarbene Würste und Schlapperfritten bekamen, war ich froh, dass mein Teller wie versprochen leer blieb.

Zumindest war Opa pünktlich. Die Frau stürmte auf ihn zu und erzählte, dass ich in ihrem Bett geschlafen hätte. Opa entschuldigte sich ganz oft. Dann durfte ich mich endlich ins Auto setzen. Opa sagte erst nichts. Dann meinte er:

„Es war wohl nicht so schön, oder?"

„Nein", sagte ich.

Opa seufzte.

„Nadines Mutter hat gesagt, dass du dich unmöglich verhalten hättest."

„War diese Kreische-Frau Nadines Mutter?"

„Natürlich! Wer sollte es sonst gewesen sein?"

„Aha", sagte ich. Und dann nichts mehr.

Weißt du, liebes Tagebuch, das alles macht mich sehr traurig. Ich fand diesen Geburtstag schrecklich. Und alle anderen fanden es so schön. Das haben sie zumindest gesagt. Nur ich habe wieder alles verdorben. Weißt du was, liebes Tagebuch? Das nächste Mal bleibe ich einfach zu Hause.

Was schenkt man Kindern zum Geburtstag?

Wenn man zu einer Geburtstagsfeier eingeladen wird, bringt man dem Kind, das Geburtstag hat, ein Geschenk mit. Das Geschenk sollte zu Alter und Geschlecht des Kindes passen.

Jüngeren Kindern (bis ca. neun Jahren) kann man Bücher oder Spielsachen schenken. Jungen mögen meistens Autos, insbesondere Feuerwehren und Polizeiautos. Sie bauen auch gern mit Legosteinen.

Mädchen mögen zum Beispiel Malstifte, Puppen oder Kuscheltiere. Es gibt aber auch viele Mädchen, die gern mit Bausteinen bauen und mit Autos spielen. Es gibt auch Jungen, die Malstifte oder Kuscheltiere haben wollen.

Bücher oder Gesellschaftsspiele zu schenken ist eigentlich immer eine gute Idee. Jungen und Mädchen mögen ähnliche Bücher und Spiele.

Ältere Kinder (ab neun Jahren) haben schon andere Interessen. Mädchen fangen an, sich für Mode (also Kleidung, die gerade besonders beliebt ist) zu interessieren oder sogar schon für Schminke und Schmuck. Viele fangen in dem Alter an, richtig spannende Bücher zu lesen.

Jungen mögen in diesem Alter alles, was mit Technik zu tun hat, sammeln Aufkleber oder Figuren (z. B. Ritter). Viele spielen auch Videospiele oder lesen Comics und Gruselromane.

Es ist eine gute Idee, das Kind zu fragen, was es sich zum Geburtstag wünscht. Du könntest fragen: *„Was wünschst du dir zum Geburtstag?"*, dann hat das Kind die Möglichkeit, dir etwas zu sagen, was du kaufen kannst und dann freut es sich bestimmt, weil es das Geschenk ja haben wollte.

Warum mögen Kinder Geburtstagsgeschenke?

Wenn du Geschenke bekommst, findest du das vielleicht doof. Du weißt nicht, was drin ist und fürchtest dich, dass der Inhalt dir nicht gefallen könnte und du dann trotzdem „Danke" sagen musst. Vielleicht hast du es am liebsten, wenn du immer schon genau vorher weißt, was man dir schenkt. Wenn du weißt, was du bekommst, kannst du dich auch darauf freuen.

Für viele Kinder ist das anders. Sie lieben Überraschungen. Das heißt, sie mögen es, wenn sie nicht genau wissen, was sie bekommen und freuen sich darauf, das Geschenk auszupacken. Nicht genau zu wissen, was drin ist, ist daher für viele Kinder sehr aufregend. Manchen gefällt es sogar besser, ein Geschenk auszupacken als damit zu spielen. Die Vorfreude ist am größten.

Wenn es dir Angst macht, überrascht zu werden, sage oder schreibe deinen Eltern, Freunden und Freundinnen, was du dir wünschst. Sie können dann das Richtige aussuchen, damit du dich freust.

Was bedeutet „Du hast einen Vogel"?

Manchmal tippen sich Menschen mit dem Zeigefinger an die Stirn. Das bedeutet: *„Du hast ja einen Vogel", „Du spinnst ja"* oder *„Bei dir piept's wohl!"*. Wenn dir das passiert, bedeutet das, dass dich jemand in diesem Moment merkwürdig findet. Derjenige versteht nicht, warum du etwas gesagt oder gemacht hast.

Das ist immer eine persönliche Ansicht. Das heißt nicht, dass alle anderen Menschen das auch blöd finden würden, was du gemacht hast.

Wenn du nicht verstehst, warum jemand findet, dass du einen Vogel hast, frage: *„Warum findest du, dass ich einen Vogel habe?"*

Der andere erklärt dir dann vielleicht, was er nicht verstanden hat oder was er blöd fand. Es kann auch sein, dass ihm sein Verhalten peinlich wird und er sich entschuldigt.

Was mögen Kinder an Geburtstagsfeiern?

Die meisten Kinder mögen Geburtstagsfeiern. Sie sind gern mit anderen Kindern zusammen, spielen Geburtstagsspiele, lachen, tanzen oder unterhalten sich miteinander. Gemeinsam Kuchen essen und Kakao trinken finden die Kinder auch sehr gut. Meistens gibt es eine Geburtstagstorte, die sehr süß ist und lecker schmeckt. Zum Abendbrot gibt es wieder Dinge zu essen, die die meisten Kinder gerne mögen, zum Beispiel Pommes Frites mit Ketschup und Würstchen oder Spaghetti.

So eine Geburtstagsfeier ist oft sehr laut. Kinder schreien, weil sie sich freuen, wenn sie beim Spielen gewinnen oder ein Freund ein Spiel gewinnt.

Wenn viele Kinder gemeinsam lachen oder alle gleichzeitig reden, dann wird es sehr laut. Das kann schrill klingen und dir in den Ohren wehtun.

Wenn es dir an einem Geburtstag zu laut wird, dann kannst du es einem Erwachsenen sagen. Er wird dir dann sagen, was du tun kannst, zum Beispiel eine Auszeit in einem Nebenzimmer nehmen. Er kann den anderen Kindern auch sagen, dass sie leiser sein sollen.

Was kannst du tun, wenn du ein Spiel nicht verstehst?

Wenn du ein Spiel nicht verstehst, das die anderen Kinder lustig finden, kannst du sie fragen, wie das Spiel geht. Sage: *„Ich habe das Spiel noch nicht gespielt, wie geht das?"* Bestimmt erklären sie es dir. Wenn du es nicht verstehst oder keine Lust hast mitzuspielen, kannst du sagen, du guckst lieber nur zu. Die meisten Kinder finden es in Ordnung, wenn jemand erstmal nur zuguckt.

Sich als Gast beim Essen höflich verhalten

Es kann vorkommen, dass du als Gast bei jemandem zum Essen verabredet bist. Man kann sich so gegen fünfzehn bis sechzehn Uhr zum Kaffee trinken und Kuchenessen treffen oder zum Mittag- oder Abendessen. Dabei kann es passieren, dass dir das Essen nicht schmeckt. Das geht anderen Menschen auch manchmal so.

Der Gastgeber, der gekocht oder Kuchen gebacken hat, will natürlich, dass das Essen seinen Gästen schmeckt.

Es ist höflich, wenn du das Essen, das dir eigentlich nicht schmeckt, wenigstens ein bisschen probierst. Vielleicht schaffst du einige Happen davon zu essen. Du kannst den Teller dann langsam zur Seite schieben und sagen: *Mir ist heute nicht so wohl, ich schaffe nicht so viel".* Oder du sagst: *„Sie haben sich große Mühe gemacht, leider schmeckt es mir nicht so gut, aber ich bin auch sehr empfindlich mit Essen".* Das ist höflich und zeigt Respekt vor dem anderen, ist aber auch ehrlich.

Wahrscheinlich ist der Gastgeber dann ein kleines bisschen traurig, aber wird nicht lange so fühlen. Er oder sie wird sich dann aber bestimmt beim nächsten Mal etwas anderes zum Essen einfallen lassen oder dich vielleicht sogar fragen, was du magst. Und wenn dir das dann schmeckt, wird sich auch der Gastgeber gut fühlen.

Sich in den Räumen anderer Menschen angemessen benehmen

Wenn du bei Freunden, Bekannten oder Verwandten eingeladen wirst, dann befindest du dich in den Räumen anderer Menschen. In Räumen anderer Menschen benimmt man sich nicht wie zu Hause, es sei denn, es wird einem erlaubt.

Diese Räume sind ein Teil der Privatsphäre der anderen. Eine Privatsphäre ist so etwas wie eine Blase, die jeder um sich herum hat. So ein unsichtbarer Schutzraum. In den dürfen andere Menschen nicht einfach eindringen. Ein Schlafzimmer ist zum Beispiel so ein Raum. Da gehen Menschen abends hin, um zu schlafen, also um etwas ganz Persönliches zu tun. Dort darf nicht jeder einfach hineingehen oder sich gar in das Bett legen!

Wenn du also zu Besuch bist, dann solltest du versuchen, nicht ohne Erlaubnis in die Räume der anderen zu gehen. Außerdem solltest du fragen, wenn du dir zum Beispiel ein Buch ansehen möchtest. Das ist höflich.

6 Freundschaft gesucht

2. Juni 1999
(Coline, 9 Jahre)

 Liebes Tagebuch,

mir ist in der letzten Zeit etwas aufgefallen: Überall sind Menschen mit anderen Menschen zusammen. Auch in der Schule. Dort stehen Mädchen zusammen und reden. In anderen Ecken stehen Jungen zusammen und reden auch oder sie laufen durcheinander und spielen Fußball oder Basketball. Manchmal stehen auch gemischte Gruppen aus Jungen und Mädchen herum. Komisch ist nur, dass ich immer die einzige bin, die alleine herumsteht. Ich glaube, dass das nicht gut ist. Also bin ich vor einigen Tagen zu einer Gruppe Mädchen aus meiner Klasse gegangen. Sie standen in einem Kreis zusammen. Ich trat zu ihnen und stand wartend außerhalb des Kreises. Wie macht man es, dass man in einen Kreis eingelassen wird?

„Darf ich auch rein?", fragte ich schließlich, als ich einfach keine Lücke für mich entdecken konnte. Annika und Julia sahen mich an.

„Coline? Wo willst du denn rein?"

„Na, in euren Kreis."

Jetzt sahen mich alle an. Das war komisch. Aber wahrscheinlich gehörte das dazu und sie machten das immer so, wenn jemand rein wollte.

„Nee, lass mal", sagte Claudia. Dann kicherten alle. Und drehten sich weg. In den Kreis hatten sie mich nicht eingelassen.

Zu Hause erzählte ich Opa davon.

„Warum durfte ich nicht zu ihnen in den Kreis?", fragte ich.

Opa rieb sich das Kinn.

„Weißt du, Coline, wahrscheinlich sind die anderen Mädchen miteinander befreundet. Sie möchten dann unter sich bleiben."

„Was heißt denn ‚befreundet'? Bin ich auch befreundet?"

Opa zog seine Unterlippe ein und knabberte darauf herum.

„Sag schon. Bin ich auch befreundet?", drängte ich.

„Ach, Colinchen, das weiß ich doch nicht. Aber wenn dich die Mädchen nicht in ihren Kreis eingelassen haben, bist du wahrscheinlich nicht mit ihnen befreundet."

Ich sah Opa an. War das jetzt schlimm?

„Freunde, mein Kind, kennen einander sehr gut. Sie mögen sich und haben ähnliche Interessen. Darüber können sie sich dann unterhalten, verstehst du?"

Ich nickte.

„Ich will auch so eine Freundschaft", sagte ich. „Dann habe ich jemanden, mit dem ich über meine Moose reden kann. Wo kriege ich denn so einen Freund her?"

Opa strich mit seiner Hand die Tischdecke glatt. Er brauchte heute so extrem lange, bis er antwortete. Dabei stellte ich doch ganz klare Fragen.

„Also?", fragte ich, um Opa daran zu erinnern, dass er etwas sagen musste.

„Freunde findet man eher zufällig", begann Opa. „Man lernt Menschen kennen, spricht mit ihnen und wenn man sich gegenseitig mag, dann möchte man gerne miteinander befreundet sein."

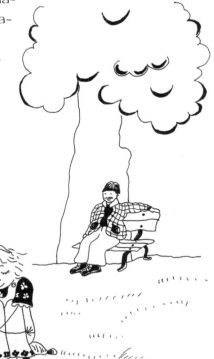

„Gut", sagte ich. „Und wo lerne ich jemanden kennen?"

„In der Schule?", fragte Opa.

„Dort kenne ich doch schon alle. Und von denen mag niemand Moose. Die haben alle ganz blöde Hobbys. Weißt du, dass sich fast alle Mädchen für Popo-Stars interessieren? Und die Jungen für Computer und Fußball?"

„Du meinst wohl Pop-Stars?"

„Ist doch das gleiche."

Woher wusste Opa denn so gut Bescheid? Popo-Stars, Pop-Stars? Egal. Wichtiger war, wie ich eine Freundschaft bekommen konnte. Ich hatte das Gefühl, dass Opa mir da nicht weiterhelfen würde.

„Ich geh dann mal raus", sagte ich.

„Coline, wo willst du denn hin?", fragte Opa.

„Eine Freundschaft finden", sagte ich.

Opa sagte nichts mehr. Konnte er auch nicht, weil ich viel schneller laufen konnte als er und ganz schnell weg war.

Draußen auf der Straße guckte ich mir die Personen an, die an mir vorbei gingen. Welche davon wäre wohl eine gute Freundschaft? Ich ging schließlich zu der alten Frau, die mit einem Pudel spazieren ging.

„Mögen Sie Moose?", fragte ich.

„Sprichst du mit mir, mein Kind? Was soll ich mögen?"

„Moos."

„Moos? Was denn für einen Moos? Kenn ich nicht. Muss man den kennen? Ist der berühmt?"

Diese Frau war ja vielleicht seltsam. Und sie kannte kein Moos! Sie kam als Freundschaft schon mal nicht infrage. Als nächstes sah ich einen Jungen, der mit seinem Fahrrad um einige Wasserflaschen fuhr, die am Boden aufgestellt waren.

„Magst du Moose?", rief ich ihm zu.

„Ey, geh weg, Alte, du stehst im Weg!"

Der Junge fuhr einfach weiter in Schlangenlinien um die Flaschen herum.

„Wenn du die Flaschen wegstellst, dann brauchst du nicht so viele Kurven zu fahren", informierte ich ihn. Der Junge machte eine Vollbremsung genau vor mir.

„Pass mal auf, Alte. Entweder du verschwindest hier oder ich mach dich zu Brei."

„Wie geht denn das?" Ich sah ihn ganz verwirrt an.

Jetzt stieg der Junge von seinem Fahrrad ab und kam auf mich zu. Er kam immer näher. Ich wich einen Schritt zurück. Dieser Junge stank fürchterlich nach Schweiß.

„Dich will ich eh nicht als Freund!", schrie ich und lief weg. Wer will denn schon einen Stinkefreund? Der sollte sich an Mamas Regeln halten: Jeden Morgen waschen, drei Mal in der Woche duschen und sonntags baden. Sonst darf man nicht aus dem Haus gehen. Der Junge war wohl zu dumm, um das zu wissen.

An einer Bushaltestelle stand eine Frau mit Kinderwagen.

„Mögen Sie Moose?", fragte ich.

„Moose? Meinst du die kleinen Pflänzchen?"

Ich nickte. Die Frau wusste Bescheid.

„Na ja, kommt darauf an. In meinen Blumenbeeten mag ich Moos nicht. Aber im Wald sieht es hübsch aus."

Das hörte sich gut an.

„Sollen wir mal zusammen in den Wald gehen?", fragte ich.

Die Frau lachte.

„Wir beide?"

Ich nickte.

Die Frau lächelte. „Mal schauen. Aber jetzt muss ich erst mal nach Hause. Siehst du das Baby dort im Wagen? Das hat Hunger und möchte gleich sein Essen bekommen."

In dem Moment kam der Bus. Die Frau stieg ein und der Bus fuhr weg. Ich war glücklich. Jetzt hatte ich doch noch eine Freundschaft gefunden. Zu Hause musste ich gleich Opa davon erzählen.

„Ich habe jetzt eine Freundschaft."

„Du hast eine was?", fragte Opa.

„Na, eine Freundschaft."

„Oh, das ist aber schön. Und wer ist deine Freundin?"

„Eine Frau."

„Eine Frau?" Opa machte ein Gesicht, als habe er noch nie eine Frau gesehen. „Was denn für eine Frau?"

„Och, eine ganz liebe. Und sie mag Moose. Sie hat aber ein Baby, das Hunger hat, deswegen konnten wir nicht zusammen in den Wald gehen."

„Aber Coline, du kannst doch nicht mit einer fremden Frau in den Wald gehen."

Opa war doch dumm!

„Das war doch keine fremde Frau. Das war meine Freundschaft."

„Aber Coline, eine Freundin muss man sehr gut und lange kennen. Was weißt du denn überhaupt von dieser Frau?"

„Sie mag Moos, aber nur wenn es im Wald wächst. In ihren Blumenbeeten mag sie es nicht. Und sie ist mit einem Bus gefahren."

„Und sonst? Wie heißt sie? Und wo wohnt sie?"

„Opi, das ist doch unwichtig."

Opa schüttelte den Kopf. „Nein, Coline, das ist ganz wichtig bei einer Freundschaft. Da reicht es nicht, wenn man kurz mit einem fremden Menschen spricht."

Opa war gemein. Mir kullerten ein paar Tränen die Wangen hinunter.

„Ist das jetzt keine Freundschaft?", fragte ich.

Opa schüttelte den Kopf.

„So einfach geht das nicht, Coline. Man kann nicht einfach raus auf die Straße laufen und Leute ansprechen. Und weißt du, was man auf keinen Fall machen darf? Mit fremden Menschen irgendwohin gehen. Schon gar nicht in den Wald."

„Und warum nicht?"

„Ach, Coline. Man weiß doch nie, was die vorhaben. Es gibt sehr böse Menschen."

„Und was machen die? Warum sind die böse?"

Opa fuchtelte mit den Händen in der Luft herum.

„Ach, die sind, ja, die sind böse eben. Manchmal entführen sie Kinder. Ja, die können dich einfach mitnehmen und lassen dich nie wieder nach Hause zurückkommen. Und dann siehst du deine Moose nie wieder."

„Das ist ja schrecklich! Und die Frau wollte das mit mir machen? Ganz sicher?"

„Nein, bestimmt wollte diese Frau das nicht. Aber man kann nie wissen, Coline, hörst du? Bevor du mit jemandem mitgehst, musst du mich immer fragen."

Ich nickte.

„Aber wenn du gerade nicht in der Nähe bist? Was dann?"

„Dann sagst du, dass du erst nach Hause gehen und fragen musst."

„Erst nach Hause gehen und fragen", wiederholte ich. „Und wenn du nicht zu Hause bist?"

„Ach Colinchen, nun mach dir mal nicht so viele Gedanken."

„Mach ich aber. Und ich weiß jetzt immer noch nicht, wo ich eine Freundschaft herbekomme."

„Du meinst, einen Freund oder eine Freundin. Gibt es denn nicht ein nettes Kind in deiner Klasse?"

Ich zuckte mit den Schultern.

„Glaub nicht."

„Wie? Du glaubst nicht?"

„Ich weiß es nicht. Woher soll ich das denn auch wissen?"

„Indem du die anderen richtig kennen lernst. Rede mal mit ihnen und stell dich einfach dazu."

„Hab ich doch versucht", rief ich. Hatte Opa das schon wieder vergessen? „Sie wollten mich doch nicht."

„Ach ja. Stimmt", sagte Opa leise. Dann sagte er nichts mehr.

Da hatte ich eine Idee:

„Magst du denn mein Freund sein, Opi?"

Opa lächelte.

„Bin ich das nicht schon längst?"

„Doch, doch", sagte ich. „Dann musst du aber auch mit mir in den Wald zum Moose sammeln gehen. Und zwar jetzt."

„Abgemacht. Aber nicht mehr heute. Es wird schon langsam dunkel draußen."

„Okay. Aber morgen, ja?"

„Das machen wir. Fest versprochen!"

Und dann gingen wir wirklich zusammen in den Wald. Ganz lange und Opa hat ganz viel über Moose wissen wollen. Opa ist der beste Freund, denn man sich denken kann. Ich glaube, ich brauche gar keine andere Freundschaft mehr. Da können die anderen noch so viel in dummen Kreisen herumstehen.

Was ist „Freundschaft"?

Hast du eine Lieblingsbeschäftigung oder ein Hobby? Sammelst du vielleicht etwas, liest du gerne oder bastelst du mit Begeisterung? Viele dieser Tätigkeiten kann man gut alleine machen. Vielleicht machst du sie sogar am liebsten alleine.

Die meisten anderen Kinder sind nicht gerne alleine. Wenn sie alleine sind, wird ihnen irgendwann langweilig. Deshalb suchen sie sich Freunde. Das sind Kinder, mit denen sie sich gut verstehen und gemeinsame Interessen haben. Mit ihnen können sie spielen, herumalbern oder sich unterhalten.

Über Gefühle sprechen

Wenn Kinder älter werden, reden sie mit ihren Freunden auch über ihre Gefühle. Sie erzählen sich, was sie glücklich, traurig oder wütend macht. Freunden kann man zum Beispiel erzählen, wenn man sich über seine Eltern geärgert hat. Freunde trösten einander und helfen sich bei Problemen.

Miteinander teilen

Freunde teilen miteinander, das heißt, einer gibt dem anderen etwas ab. Das können Spielsachen sein, aber auch Geheimnisse, die man sich gegenseitig anvertraut. Geheimnisse sind Dinge, die niemand sonst wissen darf. Ein wirklich guter Freund wird anderen das Geheimnis nicht weitersagen.

Sich streiten und wieder vertragen

Manchmal streiten sich Freunde, aber dann vertragen sie sich auch wieder. Richtige Freunde sind sich nicht lange böse. Einen Freund zu haben ist eine gute Sache. Es gibt dann jemanden, auf den man sich verlassen kann. Das heißt, man weiß, dass der Freund immer für einen da ist. Egal, ob es einem gut geht oder schlecht.

Wie merke ich, ob jemand ein guter Freund ist?

Mit einem guten Freund kannst du über Probleme sprechen. Du kannst ihm sagen, wenn dich mal etwas an ihm stört. Er ist dann nicht sofort böse auf dich oder zumindest nicht lange.

Ein guter Freund behält ein Geheimnis für sich. Du kannst mit ihm über deine Gefühle und Sorgen sprechen. Dein Freund sagt niemandem weiter, was du ihm erzählt hast! Wenn du mal nicht so gut gelaunt bist, macht es ihm nicht so viel aus. Er nimmt dich so wie du bist!

Wo finde ich Freunde?

Freunde kann man überall finden. Man kann sie in der Schule finden oder im Sportverein. Aber auch in der Musikschule, beim Chor oder auf dem Spielplatz. Man kann sie sogar im Supermarkt oder beim Eisessen treffen. Meistens schließt man an Orten Freundschaften, an denen man sein muss (z. B. Schule) oder sein mag (z. B. Sportverein). Immer dort, wo Menschen mit ähnlichen Interessen zusammenkommen, kann man Freunde finden.

Was bedeutet „sich verabreden"?

Wenn jemand eine andere Person nett findet, wird er versuchen, sich mit ihr zu verabreden. Verabreden bedeutet, einen Termin für ein gemeinsames Treffen zu finden. Das geht zum Beispiel so:

Marlene: „Hallo Larissa, hast du morgen Zeit?"

Larissa: „Ja, ich hätte Zeit, wieso?"

Marlene: „Ich dachte, wir könnten morgen zusammen ins Kino gehen."

Larissa: „Au ja, das wäre schön! Wann denn?"

Marlene: „Na, vielleicht treffen wir uns so um 15:00 Uhr vor dem Kino (Name des Kinos nennen)? Wäre das okay?"

Larissa: „Ja, gern! Bis dahin!"

Marlene: „Schön, bis dann, Tschüss!"

Wenn man sich verabredet, mag man sich und möchte Zeit miteinander verbringen.

Wie schließt man Freundschaften?

Kinder, die Musik lieben, treffen sich vielleicht im Kinderchor. Sie haben ein Thema, über das sie sprechen können. Zum Beispiel könnte ein Kind zu einem anderen sagen: *„Gefällt* *dir das Lied, das wir gerade singen?"* Wenn das Kind antwortet, kann es sein, dass sich ein Gespräch ergibt. Die Kinder reden dann vielleicht über Sänger oder Sängerinnen, die sie mögen, oder über bestimmte Lieder, die sie schon gesungen haben. Dann kann es sein, dass die Kinder über etwas lachen müssen und sich miteinander wohl fühlen. Vielleicht treffen sie sich in der Pause wieder und sprechen über ihre anderen Hobbys.

Wenn sie sich dann immer noch sehr wohl miteinander fühlen, kann es sein, dass sie sich verabreden. Wenn sie dann noch weitere Gemeinsamkeiten haben (zum Beispiel lieben beide Katzen oder haben einen Papa, der nicht mehr zu Hause wohnt), verabreden die Kinder sich vielleicht häufiger und werden richtig gute Freunde.

Wenn du einen Freund suchst, brauchst du etwas Mut. Du solltest ein Kind ansprechen, das auf dich einen guten Eindruck macht. Auch wenn ein Kind etwas gerne tut, das du selber gerne machst, könnte es dein Freund werden. Wenn du zum Beispiel gerne Fußball spielst, gehe in einen Fußballverein. Dort kannst du mit einem Kind über deine Lieblingsmannschaft sprechen.

Du kannst auch in der Schule oder in der Bibliothek ein Kind ansprechen, das gern Bücher liest, wenn du selbst gerne Bücher liest. Frage dann: *„Was liest du gerade?"* und schon könnt ihr über eure Lieblingsbücher sprechen.

Worauf muss ich achten, wenn ich mich unterhalte?

Eine Unterhaltung ist dafür da, sich gegenseitig etwas zu erzählen. Für eine Unterhaltung gibt es Regeln, an die man sich halten sollte, damit sich beide Gesprächspartner wohl fühlen:

1. Unterbrich den anderen nicht! Ihr solltet nicht gleichzeitig, sondern abwechselnd sprechen und zuhören. Wenn dein Gesprächspartner eine Pause macht, kannst du etwas fragen oder kommentieren. Ein Kommentar ist zum Beispiel, wenn du sagst:

- *„Ach so"*
- *„Mmh"*
- *„Das seh ich auch so", „Das seh ich nicht so"*
- *„Ja, das stimmt"* usw.

Nach einem Kommentar kannst du auch etwas von dir, deinen Erlebnissen oder Gedanken zu dem Thema erzählen.

2. Eine Frage sollte immer zum Thema passen. Wenn ein Kind gerade von seiner Modelleisenbahn spricht, könntest du Fragen stellen, die mit „w" beginnen, zum Beispiel:

- *was? (Was baust du denn alles so?)*
- *wann? (Wann spielst du immer mit der Bahn?)*
- *wie? (Wie gefällt dir deine neue Bahn?)*
- *wo? (Wo hast du sie denn gekauft?)*
- *warum? (Warum magst du grad diese Bahnen so gern?)*
- *wie lange? (Wie lange dauert es, diese Bahnstrecke aufzubauen?)*

Ein Gespräch ist wie ein Ping-Pong-Spiel. Die Sprechenden wechseln sich ab. Achte darauf, dass du nicht zu lange sprichst, Fragen stellst und auch mal einen Kommentar abgibst. Wenn du das tust, zeigst du dem anderen, dass er dich interessiert und du ihm gerne zuhörst.

Wie verhalte ich mich, wenn ich ein Freund bin?

Falls es deinem Freund schlecht geht, solltest du versuchen zu überlegen, wie man ihm helfen kann, damit es ihm wieder besser geht. Wenn dein Freund zum Beispiel eine schlechte Note geschrieben hat, biete ihm an, mit ihm beim nächsten Mal für die Arbeit zu üben. Wenn er Streit mit jemandem hatte, tröste ihn. Du kannst dann zum Beispiel sagen: *„Ich hatte auch schon mal Streit mit (nenne jemanden). Das war doof"*. Wenn ein Freund weint, sollte man ihn ruhig mal in den Arm nehmen (es sei denn, dein Freund mag keine Umarmungen). Das zeigt, dass du mit ihm mitfühlst.

Du solltest dich auch freuen, wenn ein Freund sich freut. Sei nicht neidisch, wenn ein Freund etwas bekommt oder schafft, was du nicht hast oder nicht geschafft hast. Sage dir: *„Es ist toll, dass er/sie das geschafft hat. Auch ich kann das schaffen"*.

Ist jeder ein Freund, der nett ist?

Vielleicht spricht dich jemand auf der Straße an und ist nett zu dir. Er fragt dich Sachen und will dir vielleicht etwas schenken. Ist das jetzt dein Freund? Nein! Wenn jemand, den du gar nicht kennst, private Fragen stellt, zum Beispiel, wo du wohnst, solltest du vorsichtig sein. Besonders, wenn derjenige ein Erwachsener ist. Auf keinen Fall darfst du Menschen, die du nicht kennst, Privates von dir erzählen.

Erzähle nie private Dinge wie:
• wo du wohnst
• was du besonders gerne magst
• dass deine Mutter mit dir alleine wohnt (falls das so ist)
• wo du zur Schule gehst
• wer deine Freunde sind usw.

Wenn dich jemand etwas fragt, worauf du nicht antworten willst, dann sag: *„Das möchte ich Ihnen nicht erzählen."* Normalerweise sollte der andere dann aufhören zu fragen. Wenn er trotzdem weiterfragt, solltest du weggehen. Das ist dann nicht unhöflich, sondern wichtig für deine Sicherheit. Man weiß nie, was fremde Menschen vorhaben! Deshalb darf man auch nie mit ihnen mitgehen. Auch nicht, wenn sie noch so tolle Sachen versprechen. Es kann sein, dass dich diese Person damit nur in ihr Auto oder ihre Wohnung locken will. Rufe dann laut *„Nein!"* und laufe weg. Wenn ein Geschäft in der Nähe ist, geh da rein. Erzähle der Verkäuferin, was dir passiert ist und zu Hause solltest du deinen Eltern davon berichten.

7   Coline auf Klassenfahrt

7. Juni 1999
(Coline, 9 Jahre)

 Liebes Tagebuch,

früher oder später hatte es ja passieren müssen. Meine Klasse musste auf Klassenfahrt fahren. Klassenfahrt bedeutet, dass man zusammen wegfährt. Aber nicht nur für einen Tag oder ein paar Stunden, nein, für eine ganze Woche. Es bedeutet also, dass man zusammen irgendwo in der Fremde schlafen muss, dort essen und dort sogar duschen muss. Kannst du dir etwas Schlimmeres vorstellen?

Als unsere Klassenlehrerin Frau Mummelputz davon erzählte, war für mich sofort klar: Ich fahre nicht mit.

Ich sagte genau das zu Opa, als er den Elternbrief zur Klassenfahrt durchlas.

„Aber Coline, alle Kinder fahren mit. So eine Klassenfahrt kann eine ganz spaßige Sache sein. Man lernt sich besser kennen und unternimmt tolle Sachen zusammen."

„Was für tolle Sachen? Moose sammeln?"

„Nein, das wohl eher nicht. Hier steht es doch alles im Brief. Ihr werdet eine Schnitzeljagd machen, Minigolf spielen, schwimmen gehen ..."

„Quatsch. Alles Schrott. Schnitzel mag ich nicht, ich mag nur Würstchen, aber die ohne Fettstücke. Golf ist fies. Dabei treten die Leute nämlich Moospflänzchen tot. Weiß ich aus dem Fernsehen. Und Schwimmen geht gar nicht. Das ist viel zu eklig. In das Wasser pinkeln alle rein, die Umzugskabinen stinken und man holt sich einen Champignon."

„Einen Champignon? Wer sagt denn das?"

„Mama. Und die weiß das. Weil sie selbst einen bekommen hat, als sie letztens schwimmen war. Hast du das schon vergessen?"

„Ach, du meinst einen Pilz. Deine Mutter hat sich einen Pilz geholt."

„Sag ich doch!"

Ist ein Champignon etwa kein Pilz?

„Coline, du holst dir mit Sicherheit keinen Pilz. Es wird dir Spaß machen. Bestimmt. Und danach gibt es auch eine Belohnung."

„Eine große?"

„Ja, eine große", sagte Opa.

„Was für eine? Wie groß?"

„Ich überlege mir was."

„Brauchst du nicht. Ich weiß schon, was ich haben will."

„So? Und was?"

„Einen Wald für mich allein."

„Ist das nicht ein bisschen zu groß?"

Ich schüttelte den Kopf.

„Coline, was anderes, ja? Ich kann dir keinen Wald schenken."

„Gut. Dann das Mikroskop aus dem Katalog. Das grüne für 200 Euro."

Opa schwieg.

„Das oder keine Klassenfahrt", fügte ich hinzu.

Opa jammerte noch ein bisschen rum. Ich ließ ihn alleine jammern und ging raus in den Garten, um neues Moos zu sammeln. Irgendwann kam Opa zu mir.

„In Ordnung, Coline. Du fährst auf Klassenfahrt und wenn du zurückkommst, steht hier dein neues Mikroskop."

„Das grüne aus dem Katalog für 200 Euro?"

„Ja. Genau das. Versprochen."

Dafür musste ich versprechen, wegen der Klassenfahrt nicht mehr zu jammern. Und das war ganz schön schwer. Gleich am nächsten Tag in der Schule passierte wieder so etwas Schlimmes.

Es ging darum, wer mit wem auf ein Zimmer gehen würde.

„Ich will ein Einzelzimmer", sagte ich laut, damit es jeder hören konnte.

„Einzelzimmer gibt es nicht, Coline", sagte Frau Mummelputz. Sie teilte mich einfach zusammen mit Anja, Jessy und Melissa auf ein

Zimmer ein. Ich war geschockt und konnte es noch nicht mal Opa erzählen.

Die Zeit verging viel zu schnell. Plötzlich sagte Opa, dass wir anfangen müssten zu packen für die Klassenfahrt. Er holte einen kleinen Koffer vom Dachboden und schleppte ihn in mein Zimmer. Drei Tage stand der Koffer dort. Ich hatte keine Ahnung, was ich reinpacken sollte. Moose? Meine Schreibtischlampe? Bücher? Schließlich packte Opa den Koffer. Ich stand daneben und sah zu, wie er Kleidung, Handtücher, Zahnbürste, Duschzeug und vieles mehr hineinlegte. Woher wusste Opa nur, dass ich so was brauchen würde?

Dann war der Tag der Abreise gekommen. Opa brachte mich früh morgens zu einem großen Parkplatz. Dort standen bereits viele Autos, aus denen Kinder purzelten. Am Rand des Parkplatzes stand ein großer Bus. In den Bauch dieses Busses mussten wir unsere Koffer und Taschen packen. Ich sah zu, wie mein Koffer von dem Bus verschluckt wurde. Dann musste ich neben Anja im Bus sitzen. Drei lange Stunden lang. Ich setzte meinen iPod auf und hörte Beruhigungsmusik.

Nach der Ankunft bekamen wir als erstes unsere Zimmerschlüssel und sollten auf die Zimmer gehen. In unserem Zimmer standen zwei Etagenbetten.

„Ich schlafe oben, damit das klar ist", sagte ich. Oben war das einzig Sichere. Falls so ein Bett zusammenkracht, wird man im unteren Bett wie eine Nuss im Nussknacker zermalmt werden.

Das Bett war absolut eklig. Einfach nur fies. Und noch nicht mal bezogen! Da musste ein Fehler unterlaufen sein. Ich lief sofort zu Frau Mummelputz.

„Frau Mummelputz, mein Bett ist nicht bezogen. Ich brauche ein anderes Zimmer."

„Natürlich ist dein Bett noch nicht bezogen. Das sollst du ja auch selber machen."

„Ich? Ich habe doch noch nie ein Bett bezogen. Kann man das überhaupt schon in meinem Alter?"

„Coline, das ist doch ganz einfach. Du drehst die Bezüge auf links, fasst hinein in die beiden Ecken und ziehst alles über die Kissen. Die anderen in deinem Zimmer zeigen es dir."

Das dachte vielleicht Frau Mummelputz. Als ich zurück ins Zimmer kam, waren Anja, Jessy und Melissa schon fort. Ihre Betten waren bezogen. Ich inspizierte mein Bett. Wenn ich daran dachte, wie viele Kinder schon in diesem Bett geschlafen hatten, wurde mir schlecht. Würde ich die Matratze berühren, würde ich bestimmt fürchterlich krank werden. Krebs oder Seuche bekommen oder einen Champignon.

Ich konnte es nicht zurückhalten. Es kam so plötzlich. Ich übergab mich mitten im Zimmer. Regungslos blieb ich stehen und starrte auf die Masse, die gerade aus meinem Mund gekommen war. Da ging die Tür auf und Anja, Jessy, Melissa und fünf fremde Mädchen stürmten hinein. Sie blieben ruckartig stehen, kreischten „ihh" und rannten wieder weg.

Wenige Atemzüge später stand Frau Mummelputz im Zimmer.

„Coline, was ist los? Geht's dir nicht gut?"

„Ich hab mich übergeben."

„Das sehe ich. Ist dir schlecht?"

„Ja. Das Bett ist so eklig", sagte ich.

„Du hast es ja noch nicht mal bezogen."

„Ich mag das nicht anfassen."

Frau Mummelputz seufzte. Dann fasste sie nach dem Bettzeug und bezog das Bett selbst.

„Wisch du aber zumindest den Boden auf", sagte sie zu mir.

Ich versuchte es und gab mir wirklich Mühe. Es roch aber so furchtbar, dass ich mich gleich noch mal übergeben musste. Und ein Teil davon landete auf Jessys Rucksack.

Frau Mummelputz rief laut: „Nein, auch das noch!" Dann schickte sie mich ins Badezimmer, wo ich mich waschen sollte.

Auf dem Weg dorthin kam ich am Speisesaal vorbei. Dort bauten sie gerade Platten mit Essen fürs Abendbrot auf. Ich merkte, wie hungrig ich war. Ich ging hinein und nahm mir einen Berg Toastbrotscheiben und einen Teller voll Kinderwurst. Die Kinderwurst war eklig schweinchenrosa, roch aber zumindest gut.

„Hee, hier geblieben", rief da eine Frau.

Meinte sie mich? Ich blieb wie angewurzelt stehen. Vorsichtshalber. Man weiß ja nie.

„Du kannst doch nicht einfach Essen klauen!"

„Ich hab' aber Hunger."

„Dann warte gefälligst, bis es für alle etwas gibt. In einer halben Stunde."

„Ich hab' aber jetzt Hunger."

„Du musst warten, wie die anderen auch."

„Mit anderen zusammen kann ich nicht essen. Ich kann nur alleine essen. Wollen Sie, dass ich verhungere?"

„Hier verhungert niemand."

„Gut. Und da ich nicht mit den anderen zusammen essen kann, muss ich alleine essen. Sonst verhungere ich nämlich doch."

Die Frau sah mich an. Dann murmelte sie: „Mach doch, was du willst" und ging wieder weg. Da ich machen konnte, was ich wollte, nahm ich mir noch eine Flasche Apfelsaft mit.

Ich verkroch mich in einer Nische zwischen einem Schrank und einer Treppe im Flur. Ich blieb dort sitzen, knabberte am Toastbrot und trank etwas Apfelsaft. Es schmeckte alles nicht. Der Apfelsaft schmeckte nach rosa Kaugummi und das Toastbrot nach Pappe. Die Kinderwurst hatte so fiese harte Gummistücke drin, dass ich sie gleich weg auf den Boden werfen musste.

Alles war doof. Ich hatte Hunger und es gab nichts zum Essen. Zumindest nichts Richtiges. Auf dem Boden, auf dem ich hockte, war es hart und kalt. Ich fror und mir tat alles weh.

Opa hatte gesagt, so eine Klassenfahrt wäre eine spaßige Sache. Was sollte bitte hier dran spaßig sein?

Irgendwann ging das Licht im Flur an. Ich hielt den Atem an. Schritte näherten sich und plötzlich stand Frau Mummelputz vor mir und schaute auf mich herab.

„Coline, was fällt dir ein? Warum kommst du nicht zum Essen?"

„Ich hab' mir was mitgenommen."

Frau Mummelputz sah auf den Boden, wo angebissene Toastbrotscheiben und Kinderwurst lagen.

Frau Mummelputz seufzte.

„Coline, was soll ich nur mit dir machen?"

Ich wusste es nicht. Ich wusste ja selbst nicht, was ich mit mir machen sollte.

„Soll ich dich auf dein Zimmer bringen?"

Ich zuckte mit den Schultern. Dann folgte ich ihr, als sie den Weg zu dem Zimmer voran ging, in dem ich mit Anja, Jessy und Melissa schlafen sollte.

Als wir dort ankamen, war das Zimmer dunkel und niemand da. Es herrschte eine angenehme Ruhe in dem Zimmer. Ich setzte mich aufs Bett und starrte an die Wand gegenüber. Mein Magen knurrte. Ich dachte an zu Hause und an die Körnerbrote mit Käse, die ich jetzt daheim essen würde.

Ich legte mich ins Bett. Das Bett stank und war kalt. Mir fehlte der Geruch von daheim. Mir fehlte das weiche Plüschkissen, an das ich mich abends kuscheln konnte. Mir fehlte die Sicht auf meine hellblaue Zimmerdecke.

Ich fing an zu weinen. Erst ganz leise, dann richtig laut. Ich weinte immer noch, als die Tür aufging und mit großen Gekreische Mädchen hineinfielen. Anja, Melissa, Jessy und ein paar andere.

Ich weinte einfach weiter.

Plötzlich wurde es still.

„Was ist los, Coline?", fragte Melissa.

„Ich will nach Hause", sagte ich.

„Bist du das erste Mal von zu Hause weg?", wollte Anja wissen.

„Nein. Ich war schon im Urlaub zusammen mit Opa. Aber nur zwei Tage."

„Und alleine?"

Ich überlegte.

„Nein. Und nach hier wollte ich auch gar nicht."

Eines der fremden Mädchen hielt mir eine Chipstüte vors Gesicht.

„Dann feier einfach ein bisschen mit uns. Das lenkt dich ab. Ich bin die Silvie und organisiere heute eine Mitternachtsparty. So wie bei Hanni und Nanni in den Büchern."

„Ich mag keine Partys", sagte ich und schob die Chipstüte weg.

Dann weinte ich weiter. So laut wie möglich. Ich fühlte mich so verzweifelt. Mein Magen tat schon weh vor Hunger und ich fror, da das
Bett so kalt war. Außerdem tat mein Kopf weh, weil ich so müde war.
Aber wie sollte man schlafen können, wenn überall auf dem Gang
und sogar im eigenen Zimmer Gekreische war?

Irgendwann musste ich doch eingeschlafen sein. Ich wurde erst
wieder wach, als die Sonne durch ein Fenster ins Zimmer schien
und jemand an die Zimmertür klopfte. Es war Frau Mummelputz.
„Aufstehen, ihr vier! Jetzt geht's ab ins Badezimmer. Um acht Uhr
gibt's Frühstück."

Und weg war sie wieder. Die anderen drehten sich murrend im
Bett um. Ich stand auf, ging ins Badezimmer und mit angehaltenem
Atem auf die Toilette. Die Waschbecken waren eklig. Graue, klebrige, ascheartige Substanz lag darin und es roch, als habe jemand
scharf riechende Räucherkerzchen angezündet. Wie sollte ich hier
Zähneputzen? Am liebsten hätte ich es ausfallen lassen. Aber das
ging nicht. Man musste Zähneputzen. Das war eine Regel. Und ich
hatte gestern Abend schon nicht meine Zähne geputzt. Heute Morgen musste es einfach sein. Koste es, was es wolle.

Vielleicht waren die Waschbecken in einem anderen Badezimmer
besser? Ich ging den Gang entlang und fand ein weiteres Badezimmer. Dort hingen ganz komische runde Waschbecken ohne Wasserhahn an der Wand. So etwas hatte ich noch nie gesehen. Und
sie stanken furchtbar nach Urin. Dafür waren aber die normalen
Waschbecken an der gegenüberliegenden Wand sauber. Ich igno-
rierte das zerfetzte Poster einer nackten Frau, das auf dem Boden
lag, und putzte meine Zähne. Anderthalb Minuten oben, anderthalb
Minuten unten.

Beim Frühstück erfuhren wir, dass wir heute Morgen schwimmen gehen würden und am Nachmittag zum Minigolf.

„Ich bleibe hier", sagte ich.

„Coline, das geht nicht", sagte Frau Mummelputz.

„Warum nicht?"

„Weil schwimmen auf dem Programm steht. Außerdem, wenn du

hier bleibst, bist du nicht beaufsichtigt. Da könnte wer weiß was passieren."

„Was passiert dann?"

„Na, alles Mögliche. Du musst auf jeden Fall mit."

„Ist das eine Regel?"

Frau Mummelputz nickte.

„Ja. Alle Kinder müssen am Programm teilnehmen."

Ich hätte am liebsten wieder angefangen zu weinen. Das war alles so schrecklich. Ich hasste es, so viele schlimme Sachen machen zu müssen.

Als alle anderen ihre Schwimmsachen holen gingen, holte ich mein Handy raus und rief Opa an.

„Opi, ich muss hier weg. Ich will nicht mit schwimmen gehen."

„Coline, schwimmen gehen ist doch nicht schlimm. Das schaffst du schon."

„Das schaffe ich nicht!", schrie ich ins Telefon und stampfte mit dem Fuß auf. Warum verstand Opa nicht, dass ich hier weg musste?

„Colinchen …", redete der nur dumm daher. Da hatte ich genug. Ich warf das Handy, so heftig ich konnte, auf den Boden und trat so lange darauf herum, bis es aufplatze und seine Innereien über den Flur flogen. Danach ging es mir besser.

„Hast du schon alles zusammengepackt fürs Schwimmbad, Coline?", fragte Frau Mummelputz. Wo kam die denn schon wieder her? Ständig tauchte sie ungefragt auf und nervte.

Ich schüttelte den Kopf.

„Dann aber schnell. Hopp, hopp!"

„Nichts hopp hopp!", rief ich. „Ich will nicht schwimmen gehen. Und überhaupt, hier ist alles doof! Ich hasse das eklige Stinkebett. Und ich hasse das doofe weiße Brot und die doofe Kinderwurst und überhaupt."

„Coline, nun benimm dich bitte, ja!", schimpfte Frau Mummelputz.

„Benehmen Sie sich doch!"

Frau Mummelputz holte tief Luft und machte die Lippen spitz. Sie sah so erwachsenenblöd aus, da konnte ich einfach nicht anders. Alles in mir schrie danach, ihr so kräftig ich konnte gegens Schienbein zu treten. Mit voller Wucht entlud sich mein Zorn in einem herzhaften Tritt. Frau Mummelputz schrie auf.

„Du böses Mädchen!", rief sie. „Du hast mir wehgetan. Warum machst du das?"

„Weil sie doof sind. So doof!"

Ich holte aus und wollte die doofe Mummelputz noch mal treten, doch sie wich mir aus.

„Coline! Das geht zu weit. Du fährst sofort nach Hause."

Hatte ich richtig gehört?

„Wirklich?" Ich konnte es kaum glauben. Aber tatsächlich. Frau Mummelputz bestellte ein Taxi und als sie und die anderen in den Bus Richtung Schwimmbad stiegen, stieg ich in ein Taxi, das mich zum Bahnhof brachte. Dort zeigte mir der Taxifahrer den Zug, in den ich steigen musste. Zwei Stunden später stand ich am heimischen Bahnhof, wo Opa auf mich wartete.

Opa sagte erst kein Wort. Auf dem Weg zum Auto meinte er dann:

„Ich bin enttäuscht. Wie konntest du nur Frau Mummelputz treten? Coline, man darf anderen nicht wehtun."

„Was kann ich denn dafür? Es war alles so schrecklich. Du hast ja keine Ahnung", rief ich.

Ich weinte wieder und dann ließ ich mich einfach so auf den Boden fallen. Auf dem harten Asphalt rollte ich mich zusammen, drückte den Kopf gegen die Knie und weinte und weinte. Opa tänzelte um mich herum, murmelte irgendetwas und hockte sich irgendwann neben mich.

„Coline, ist ja alles gut. Alles ist gut. Ich wusste nicht, dass es so schlimm war."

Ich weinte weiter.

Opa summte schließlich leise vor sich hin „Ihr Kinderlein kommet". Mein Lieblingslied. Nicht nur zu Weihnachten, sondern immer. Ich schloss die Augen.

„Coline, bitte steh auf", sagte Opa nach einer Weile. „Du kannst doch nicht hier auf dem Parkplatz schlafen. Zu Hause warten dein Bettchen auf dich und eine große Kanne Pfefferminztee."

Ich setzte mich langsam aufrecht. Bevor ich mich wieder richtig hinstellte, fragte ich:

„Bist du böse, Opi?"

„Nein. Ich hätte dich gar nicht erst fahren lassen dürfen. Wahrscheinlich war es mein Fehler."

„Wahrscheinlich?"

„Es war mein Fehler", sagte Opa und seufzte.

Ich stand auf. Als Opa mich mit dem Auto nach Hause fuhr, fragte ich:

„Opi, ist mein Mikroskop schon da?"

„Coline, das hätte es nur gegeben, wenn du auf Klassenfahrt gefahren wärst."

„Bin ich doch", sagte ich.

Oder nicht, liebes Tagebuch? Ich bin mit gefahren. Was kann ich dafür, wenn die Frau Mummelputz ein Taxi kommen lässt und mich zum Bahnhof bringen lässt? Ich bin mitgefahren. Und das musste endlich auch Opa einsehen. Und er hielt sein Versprechen.

Heute konnte ich zum ersten Mal meine Moospflänzchen mit dem neuen Mikroskop anschauen. Ich glaube, liebes Tagebuch, ich fahre das nächste Mal wieder mit auf Klassenfahrt. Dann trete ich aber viel früher der Frau Mummelputz gegens Bein und komme gleich wieder mit dem Taxi zurück. Und als Belohnung will ich dann aber wirklich einen ganzen Wald voller Moospflanzen. Liebes Tagebuch, hoffentlich dauert es nicht zu lange bis zur nächsten Fahrt.

Was ist eine Klassenfahrt?

Auf eine Klassenfahrt zu fahren bedeutet, dass die Kinder einer Schulklasse für ein paar Tage oder sogar für eine ganze Woche gemeinsam verreisen. Meistens fahren Schulklassen nicht weit weg, aber manchmal fährt eine Klasse auch in eine andere Stadt in ein anderes Land, zum Beispiel nach Rom in Italien.

Wenn Kinder eine Klassenfahrt machen, übernachten sie meistens in einer Jugendherberge oder einem günstigen (Jugend)

Hotel, wo sie mindestens zu zweit oder zu dritt in einem Zimmer schlafen. Dort gibt es in der Regel Etagenbetten. Die Kinder teilen sich auch einen Duschraum und die Toiletten, die oft über den Flur zugänglich sind.

Morgens, mittags und abends werden gemeinsam Mahlzeiten eingenommen. Die Zeit dazwischen wird entweder von den Lehrern verplant oder kann frei eingeteilt werden. Lehrer planen oft Ausflüge, wie z. B. in ein Museum zu fahren oder in einen Wald zu wandern. Auf den meisten Klassenfahrten gibt es abends mindestens einmal eine Party. Dann wird getanzt, viel geredet und alle gehen spät ins Bett.

Warum mögen Kinder Klassenfahrten?

Die meisten Schüler mögen es, auf Klassenfahrt zu fahren. Sie freuen sich darauf, etwas anderes mit ihren Mitschülern und Mitschülerinnen (und Lehrern) zu machen als zu lernen. Auch ein Ortswechsel gefällt ihnen gut. Sie fahren gerne in die Berge, ans Meer oder in eine große Stadt, weil sie dort etwas anderes als zu Hause erleben können.

Sie finden es aufregend, gemeinsam in einem Zimmer zu schlafen. Aufregend ist es deshalb für die Kinder, weil sie abends meistens noch sehr lange miteinander reden. Sie erzählen sich viele spannende Dinge, wenn sie eigentlich längst schlafen sollten. Wenn zum Beispiel um neun Uhr Schlafenszeit ist, dann reden die Kinder noch bis elf oder zwölf Uhr miteinander. Sie reden über alles Mögliche, aber oft wird darüber gesprochen, wer in wen verliebt ist. Das hängt natürlich vom Alter der Kinder ab.

Ausflüge, gemeinsame Partys und Mahlzeiten bieten den Kindern weitere Gelegenheit, sich näher und besser kennen zu lernen und miteinander zu reden. Das macht ihnen Spaß. Es ist eine Abwechslung zum Schulalltag und dient der Festigung der Klassengemeinschaft. Das bedeutet, dass die Kinder einer Schulklasse durch gemeinsame Erlebnisse nach der Klassenfahrt oft (noch) bessere Freunde sind als vorher.

Was kann ich tun, wenn ich mich auf einer Klassenfahrt schlecht fühle oder gar nicht auf eine Klassenfahrt fahren will?

Es gibt Kinder, die mögen es nicht, auf eine Klassenfahrt zu fahren. Sie sind lieber zu Hause bei ihrer Familie und schlafen lieber in ihrem eigenen Bett. Gemeinsam mit anderen Kindern in einem Zimmer zu schlafen und abends lange zu reden macht ihnen keinen Spaß. Sie mögen es auch nicht, sich die Toiletträume oder Duschen mit anderen zu teilen. Einige essen lieber das, was sie von zu Hause kennen und mögen. Sie essen lieber dann, wenn sie Hunger haben statt zu festen Zeiten. Manche finden es anstrengend, jeden Tag viele Aktivitäten durchzuführen und die ganze Zeit mit anderen Menschen zusammen zu sein. Sie ruhen sich gern mal aus und sind lieber allein.

Viele Kinder haben Heimweh, wenn sie verreisen. Heimweh zu haben bedeutet, dass man das eigene Zuhause vermisst. Das eigene Bett fehlt einem vielleicht, die Eltern und/oder Geschwister, das Essen, das Haustier oder die vertraute Umgebung. Wenn man an Zuhause denkt, ist man traurig.

Wenn du auf eine Klassenfahrt mitgefahren bist und dich dort sehr schlecht fühlst, dann rede mit deinem Lehrer oder deiner Lehrerin. Sage ihm oder ihr, dass du Heimweh hast und erkläre, warum du dich unwohl fühlst. Vielleicht lassen die anderen dich einfach mal für eine Weile allein, damit du dich ausruhen kannst. Oder sie rufen notfalls deine Eltern an und lassen dich abholen. Das ist okay. Du hast es wenigstens versucht!

Es gibt also viele Gründe, warum ein Kind nicht gerne auf eine Klassenfahrt fahren möchte. Wenn du überhaupt keine Lust auf eine Klassenfahrt hast, dann rede mit deinen Eltern und deinem Lehrer oder deiner Lehrerin darüber. Erkläre ihnen, wie du dich fühlen wirst und bitte sie darum, dass du zu Hause bleiben darfst. Vielleicht bzw. wahrscheinlich erlauben sie es dir. Es gibt keinen Zwang, auf eine Klassenfahrt zu fahren.

Wenn du allerdings entscheidest, zu Hause zu bleiben, dann musst du für die Zeit der Klassenfahrt in eine andere Schulklasse (z. B. Parallelklasse) gehen.

Was ist Wut? Warum wird man wütend?

Wut ist ein Gefühl, welches negative (= schlechte) Empfindungen bei einem Menschen auslöst. Wenn du wütend bist, fühlst du dich hilflos. Du denkst vielleicht, du kannst nichts anderes tun als jemanden oder etwas zu schlagen oder zu treten. Du möchtest möglicherweise schreien, weinen und lauter Schimpfwörter sagen.

Wenn eine Person wütend ist, erkennt man das in der Regel am Gesicht, an der Körperhaltung und daran, was und wie jemand etwas sagt. Eine wütende Person hat meistens eine steife Körperhaltung, angespannte Muskeln, manchmal geballte Fäuste und ein rotes Gesicht. Der Atem geht schnell und das Herz klopft aufgeregt. Die Person ist meistens in Bewegung, sie läuft zum Beispiel hin und her oder wirft mit Gegenständen. Viele Menschen schreien, wenn sie wütend sind und sagen gemeine und dumme Sachen, die sie meistens gar nicht so meinen.

Wütend zu sein ist in Ordnung. Jeder Mensch kann wütend werden. Es kommt nur darauf an, wie man mit seiner Wut umgeht.

Es gibt verschiedene Gründe, warum Menschen wütend werden. Menschen werden wütend, wenn jemand ihnen etwas kaputt macht oder wegnimmt. Wenn jemand ausgelacht wird, kann er oder sie auch sehr wütend oder traurig werden. Ausgelacht zu werden ist gemein und verletzend. Manche werden auch sehr wütend, wenn etwas nicht so klappt, wie sie es sich vorgestellt haben. Wenn ein Papa zum Beispiel ein neues Bett für sein Kind aufbauen will und es ihm trotz Anleitung nicht gelingt, wird er bestimmt wütend. Wenn ein Kind etwas tun soll, was es absolut nicht tun will, kann es sehr wütend werden. Kleine Kinder werden zum Beispiel sehr wütend, wenn sie ins Bett gehen und schlafen sollen, aber noch nicht wollen.

Was macht dich wütend? Sprich mit deinen Eltern oder einer anderen Person deines Vertrauens darüber. Denke daran, dass es in Ordnung ist, wütend zu sein. Jeder Mensch hat persönliche Gründe, die ihn wütend machen können.

Welche Formen von Wut gibt es?

Das Gefühl „Wut" kann in verschiedenen Abstufungen vorkommen. Das bedeutet, dass ein Mensch nicht immer gleich stark wütend ist. Mal bist du nur ein ganz kleines bisschen wütend, ein anderes Mal kannst du vor Wut fast in die Luft gehen (das ist ein Sprichwort und bedeutet, dass eine Person sehr wütend ist. Es bedeutet nicht, dass eine Person tatsächlich in die Luft geht oder läuft).

Für jede Form von Wut haben die Menschen unterschiedliche Bezeichnungen erfunden. Stelle dir eine Skala von eins bis drei vor, auf der unterschiedliche Wut-Zustände abgebildet sind. Auf der „1" könnte stehen: „leicht säuerlich" (= verärgert)/„gereizt", auf der „2" könnte „erbost" stehen und auf der „3" könnte stehen: „rasend vor Wut". Hier eine kurze Erklärung:

1. Leicht säuerlich/gereizt: Der Begriff „säuerlich" bedeutet nicht, dass eine Person so sauer wie eine Zitrone schmeckt oder ist, sondern, dass die Person verärgert ist. Du merkst es ihr bereits am Verhalten an. Vielleicht antwortet sie nicht ganz so nett wie immer, sondern wird ein bisschen „patzig", also unfreundlich. Wenn du diese Person um einen Gefallen bittest, hat sie vielleicht keine große Lust, diesen auszuführen (was sie sonst normalerweise gern und bereitwillig tut).

2. Erbost: eine erboste Person ist verärgert. Sie ist stärker verärgert als eine leicht gereizte Person. Wenn eine Person richtig verärgert ist, dann entlädt sie ihren Zorn (also ihre Wut) bereits offensichtlich, also auch für andere sichtbar. Sie wird vor sich oder mit anderen schimpfen. Vielleicht zieht sie sich zurück.

3. Rasend vor Wut: eine Person, die rasend vor Wut ist, geht gleich in die Luft. Das bedeutet, dass diese Person rot im Gesicht ist, angespannte Muskeln hat, geballte Fäuste zeigt und wahrscheinlich schreit und tobt. Vielleicht wirft sie mit Gegenständen oder tritt gegen etwas. Anstelle „rasend vor Wut" kann man auch „schäumend vor Wut" oder „kochend vor Wut" sagen. Das bedeutet, dass jemand vor Wut „Schaum" vor dem Mund haben kann (Babys haben zum Beispiel manchmal viel Spucke vor dem Mund, wenn sie lauthals brüllen, das

kann man als „Schaum" bezeichnen) oder so rot im Gesicht ist, dass er vor innerer Hitze (hoher Puls, rotes Gesicht usw.) glüht, also fast „kocht". Ganz wörtlich ist das aber nicht gemeint!

Frage deine Eltern, Freunde oder Lehrer, wenn du bestimmte Begriffe nicht verstehst, wenn du sie liest oder hörst. Es ist wichtig zu wissen, *wie* wütend eine Person gerade ist. Wenn dir jemand sagt, er sei „leicht verstimmt" oder „ein bisschen sauer", dann ist das noch nicht so schlimm als wenn er sagt, er „koche vor Wut".

Was kann ich tun, wenn ich wütend werde?

Wenn du rasend vor Wut bist, dann ist es für dich vielleicht sehr schwer, die Kontrolle über deine Gefühle zu bewahren. Das bedeutet, dass du vielleicht schreien, treten, schlagen, beißen oder Schimpfwörter sagen willst. Das sind zwar ganz natürliche Gefühle, aber diese starke Wut muss unbedingt unter Kontrolle gebracht werden. Du verletzt sonst Personen oder beschädigst Gegenstände. Am besten ist es daher, wenn du dich gut beobachtest und herausfindest, wann du anfängst, wütend zu sein. Bevor du sehr wütend wirst, solltest du versuchen, dich zu beruhigen. Du kannst dich beruhigen, indem du zum Beispiel in dein Zimmer gehst und dort Musik hörst oder dich mit deinem Lieblingsinteresse beschäftigst.

Es ist aber auch sehr hilfreich, wenn du zu einer Person gehst und ihr von deiner Wut erzählst. Sage, was dich wütend gemacht hat und wie du dich gerade fühlst. Das wird dir helfen. Die andere Person hilft dir dann auch, dich weiter zu beruhigen. Falls du allein bist, kannst du jemanden anrufen oder eine E-Mail oder sms an jemanden schicken.

Du kannst auch versuchen, bei aufsteigender Wut bis „10" zu zählen. Für viele Menschen ist das eine große Hilfe. Zähle bis zehn und sage dir immer wieder „Ich bin ganz ruhig". Du lenkst dich damit ab und verschaffst dir wieder einen klaren Kopf, das heißt, du vertreibst die wütenden Gedanken aus deinem Kopf.

Hilfreich ist es auch oft, sich körperlich zu betätigen. Renne einmal um das Haus, springe hin und her (vielleicht habt ihr ein Trampolin?), tanze nach lauter, schneller Musik oder wirf einen weichen Ball gegen die Wand (ohne Gegenstände zu beschädigen!!). Vielleicht hast du einen Knautschball, den kannst du drücken und quetschen, bis all deine Wut heraus ist.

Was auch immer du tust, denke daran:

Versuche, deine Wut bereits dann in den Griff zu bekommen, wenn sie in dir aufsteigt, wenn du also spürst, dass du langsam wütend wirst. Nicht erst, wenn du bereits „explodiert" bist, also schon vor Wut tobst.

Wenn du wütend bist, beschädige keine Personen oder Gegenstände. Personen zu beschädigen oder zu verletzen ist dabei noch schlimmer als Gegenstände zu beschädigen.

Kann ich langfristig Erfolg mit Gewalt haben?

Vielleicht hast du schon mal erlebt, dass du durch Schlagen, Treten, Beißen (oder Ähnliches) etwas bekommen hast, was du wolltest. Vielleicht wolltest du eine bestimmte (Schul-)Aufgabe nicht lösen. Weil du eine Person gebissen hast, hat diese keine Lust mehr gehabt, die Aufgabe weiter zu stellen. Du hattest also Erfolg mit dem Beißen. Du musstest die Aufgabe nicht mehr ausführen.

Auch wenn es so aussieht, als wäre das gut gewesen, so hast du damit nicht wirklich Erfolg gehabt. Erstens weißt du nicht, ob dir die Aufgabe nicht noch einmal (von derselben oder einer anderen Person) gestellt wird. Und zweitens hast du einer Person wehgetan. Du hast sie nicht nur körperlich verletzt, sondern auch seelisch. Das bedeutet, dass du neben der Bisswunde auch verursacht hast, dass die Person sehr traurig und wütend war. Niemand lässt sich gerne angreifen! Wer angegriffen wird, schlägt oder tritt (oder beißt) vielleicht auch zurück! Die meisten Erwachsenen tun das nicht, aber manchen passiert es eben doch. Andere Kinder wehren sich wahrscheinlich auch durch Gewalt. Das ist schlimm!

Es ist besser, sich rechtzeitig zu beruhigen und die Wut zu beherrschen als sie durch Aggressionen (= Schlagen, Treten, Beißen, Hauen, Bewerfen usw.) gegen andere zu zeigen. Wer sich beherrscht, hat auf lange Sicht mehr Freunde, weniger Erfahrung mit Gewalt und wird allgemein mehr Erfolg im Leben haben.

Menschen mögen keine Menschen, die gewalttätig sind!

Wenn man auf Klassenfahrt oder in den Urlaub fährt, was packt man in seinen Koffer?

Wenn du für ein paar Tage oder länger verreist, musst du einen Koffer oder eine Reisetasche packen. In den Koffer oder in die Tasche gehört all das hinein, was du für die Zeit der Reise benötigst. Man kann zwischen Dingen unterscheiden, die du dringend benötigst, also wirklich brauchst und solchen, die du mitnehmen kannst, aber nicht musst. Zu den Dingen, die du unbedingt mitnehmen musst, zählen:

1. **Kulturbeutel/Kulturtasche:** dort gehören hinein:
   - Zahnbürste und Zahnpasta (ggf. Zahnseide)
   - deine Zahnspange (wenn du eine hast) sowie Zubehör (Zahnspangenbehälter, Reinigungslösung usw.)
   - Kontaktlinsen (falls du welche trägst), Kontaktlinsenbehälter sowie Reinigungs- und Aufbewahrungslösung
   - Tampons oder Binden, falls du ein Mädchen bist und während der Reise deine Menstruation bekommen solltest
   - Creme (Gesichtscreme, Handcreme usw.)
   - Duschgel/Shampoo (sofern nicht im Hotel vorhanden)
   - Deodorant
   - Seife (falls nicht im Hotel vorhanden)

2. **Kleidung:**
   2.1. Unterwäsche:
   - Pro Tag eine frische Unterhose (für vier Tage also vier Unterhosen)
   - Unterhemden (pro Tag ein Unterhemd oder ein Unterhemd für zwei Tage, falls du nur wenig schwitzt)
   - Socken (für jeden Tag ein frisches Paar)

2.2. Ober- und Unterteile:

– Oberteile sind vor allem Pullover, T-Shirts (kurz- oder lang-ärmelig), Blusen, Strickjacken und Westen. Nimm für jeden Tag ein neues Oberteil mit, falls du Kleidung durch schwitzt. Falls du nicht genau weißt, wie das Wetter wird, nimm lieber einen warmen Pullover zu viel als zu wenig mit.

– Für Unterteile (d. h. Hosen, Leggins, Strumpfhosen, Rö-cke) gilt: Grundsätzlich kann man eine Hose, Strumpf-hose, Leggins oder einen Rock länger als einen Tag lang anziehen. Die meisten Menschen tragen ihre Jeans zum Beispiel ca. ein bis vier Tage lang hintereinander, wenn sie verreisen. Es ist aber gut, eine Jeans als Ersatz mitzuneh-men, falls die andere schmutzig wird. Man kann die Jeans dann auch mal wechseln. Du kannst aber auch eine Stoff-hose als Ersatz mitnehmen oder – wenn du ein Mädchen bist – einen Rock. Verreist du also vier Tage lang, dann nimm dir mindestens zwei Hosen (bzw. eine Hose und ei-nen Rock) mit. Falls du Sorge hast, dass die Kleidung schnell schmutzig wird, nimm lieber eine Hose (oder Rock) mehr mit

2.3. Jacke, Mütze, Schal, Handschuhe, Schuhe:

Wenn du z. B. vier Tage verreist, brauchst du nur eine Jacke, die dem Wetter entspricht, mitzunehmen. Meistens reicht auch ein Paar Schuhe, maximal zwei Paar. An Hausschuhe solltest du auch denken, denn oft ist der Fußboden kalt. Bei kaltem Wetter stecke unbedingt Mütze, Schal und Hand-schuhe ein.

3. Gegenstände und wichtige Unterlagen (eine Auswahl):

– Geld (damit du dir etwas Essbares, Fahrscheine usw. kau-fen kannst)
– Schülerausweis
– Reisepass (wenn du in ein Land fährst, welches weit weg ist)
– Kinderausweis bzw. Personalausweis (je nach Alter)
– wichtige Telefonnummern (z. B. die deiner Eltern)
– Krankenkassenkarte

- Sonnencreme und Sonnenbrille im Sommer
- Rasierapparat (wenn du ein Junge bist und schon Bartwuchs hast)
- ggf. Handy (falls vor Ort kein Telefon ist)
- Taschentücher, ggf. Nasentropfen
- Arznei/Medizin (frage deine Eltern, was du hier dringend brauchst)

Frage vorher deine Eltern, welche wichtigen Gegenstände und Unterlagen du einstecken musst.

Zu den Dingen, die du einstecken kannst, aber nicht unbedingt musst, gehören zum Beispiel folgende Sachen
- Fotoapparat
- Handy
- Gameboy oder Ähnliches
- Tagebuch
- Bücher und/oder Zeitschriften
- Spielsachen (Spiele)
- Modische Accessoires (Halstücher, Mützen/Hüte, Handtaschen oder auch Schmuck, Haarreifen, Haarspangen, Ketten, Armreifen, Ringe)
- Haarspray, Nagellack usw.
- Schminke (Make-up, Lippenstift, Rouge, Lidschatten, Mascara usw.)
- Süßigkeiten
- Dein Lieblingsessen
- Trinkpäckchen usw.

Natürlich kann es auch Gegenstände geben, die nur für dich zwingend notwendig sind, die du also unbedingt im Urlaub brauchst. Nimm sie mit, damit du dich wohlfühlen kannst. Bei einigen Menschen ist es das persönliche Kissen, andere brauchen einen Talisman (das ist ein Gegenstand, von dem sie meinen, er bringe ihnen Glück, zum Beispiel ein Stein oder eine Kette), fühlen sich ohne Make-up nicht wohl und wieder andere können nicht ohne ein Buch in den Urlaub fahren.

Wie bezieht man ein Bett?

Am Anfang deiner Reise solltest du dein Bett beziehen, falls es nicht bereits vom Hotelpersonal bezogen wurde. Aber auch zuhause solltest du immer mal wieder dein Bett beziehen, damit du immer schön sauber schläfst. Folgende Schritte sind beim Bettenbeziehen auszuführen:

1. Ziehe die alte Bettdecke bzw. den alten Kopfkissenbezug zunächst ab. Am Kissen bzw. an der Zudecke befindet sich meistens eine Knopf- oder Reißverschlussleiste. Öffne die Knöpfe bzw. den Reißverschluss. Danach ziehst du den Bezug von Kissen und Zudecke herunter.

2. Fange nun am besten mit dem Kopfkissenbezug an. Nimm den Bezug und drehe ihn „auf links". Das bedeutet, du musst den Bezug umdrehen. Den Bezug umdrehen bedeutet, die Außenseite nach innen zu stülpen. Das, was normalerweise innen ist, also mit dem Kissen in Berührung kommt, ist jetzt außen. Und das, was normalerweise außen ist, was also mit deinem Körper in Berührung kommt, ist jetzt innen. Wenn zum Beispiel ein Bild auf dem Kopfkissenbezug zu sehen ist, darf nach dem Umdrehen des Bezugs kein Bild mehr drauf sein. Wenn du das geschafft hast, dann greifst du mit deinen Händen in die äußeren Ecken des Kissenbezugs nach links oben und rechts oben. Halte von Innen die äußeren Ecken mit deinen Händen fest. Die linke Ecke hältst du mit der linken Hand, die rechte Ecke mit der rechten Hand.

3. Nun lege deine Hände, die im Bezug stecken, auf das Kopfkissen. Leg deine linke Hand an die untere, linke Ecke des Kissens und deine rechte Hand an die untere, rechte Ecke. Dann nimm das Kissen so hoch, dass es senkrecht zum Boden zeigt und schüttele den Kissenbezug so darüber aus, dass er über das Kissen fällt. Drehe das Kissen um und schließe die Knöpfe bzw. den Reißverschluss. Fertig.

4. Nun beziehst du die Bettdecke. Hier machst du es genauso. Auch hier drehst du den Bezug „auf links" und greifst dann mit den Händen in die Ecken der Bettdecke. Du musst bis ganz „nach hinten" mit deinen Armen durch die Zudecke hindurch, bis du beide Enden greifen kannst. Wenn du die

Enden in den Händen hast, lege sie auf die vorderen Ecken deiner Zudecke und schüttele den Bezug so lange, bis er über der gesamten Decke liegt. Am Ende schließt du auch hier die Knopf- bzw. Reißverschlussleiste.

Warum sehen Toilettenräume so verschieden aus?

Menschen müssen regelmäßig auf die Toilette (= WC, Klo, stilles Örtchen, Klosett) gehen, auch, wenn sie mal unterwegs sind. Wer auf die Toilette (oder „aufs Klo") gehen muss, muss Wasser lassen. Man kann dazu auch urinieren oder pullern (es gibt auch noch andere Begriffe dafür) sagen. Damit Menschen auch unterwegs auf die Toilette gehen können, gibt es zum Beispiel Bahnhofs-WCs, Parkplatz-WCs, Restauranttoiletten, Hoteltoiletten und öffentliche Toiletten (dazu gehören auch die großen, runden Citytoiletten, die man manchmal mitten in der Stadt sieht, oft in der Nähe von Bahnhöfen).

WC steht für „water closet", also „Toilette mit Wasserspülung". Das kommt aus dem Englischen. Jedes WC ist unterteilt in einen Raum für Männer und Jungen und in einen Raum für Frauen und Mädchen. Das ist gut so, weil viele Frauen nicht wollen, dass Männer dieselben Toiletten benutzen. Männer pullern nämlich oft im Stehen und dann sind die Toilettendeckel nass. Frauen setzen sich beim Pullern meistens hin. Daher geht das nicht, dass beide gemeinsam eine Toilette benutzen.

Weil Männer meistens im Stehen pullern, hat man für sie besondere Toiletten erfunden. Diese sehen aus wie Waschbecken ohne Hähne. Die Männer können sich einfach davorstellen, ihre Hosen öffnen und in diese Becken hinein urinieren, also hinein pullern. Öffentliche Männertoiletten werden auch „Pissoirs" genannt. Das kommt aus dem Französischen und bedeutet „Klosett", also Toilette.

Ein Pissoir sieht also ganz anders aus und wird auch ganz anders benutzt als eine Damentoilette. Es ist gut, dass es getrennte Toiletten für Männer und Frauen gibt. Stell dir vor, eine Frau kommt zum Beispiel in ein Pissoir, während ein Mann gerade vor der Toilette steht und hinein pullert. Das wäre eine unangenehme Situation. Beim Pullern sind ja die Geschlechtsteile nackt und die meisten Menschen mögen es nicht, wenn Fremde sie nackt sehen.

Frauentoiletten sind immer hinter einer Tür versteckt. Frauen können auf Frauentoiletten also immer eine Tür hinter sich abschließen. Auf Männertoiletten stehen mehrere Pissoirs nebeneinander, die nicht (immer) durch einen Sichtschutz voneinander getrennt sind.

8   Die Ketchup-Katastrophe

11. Januar 2000
(Coline, 10 Jahre)

   Liebes Tagebuch,

mein Leibgericht sind Fischstäbchen mit dicken, goldbraunen Pommes frites (die langen dürren mag ich nicht) und dazu natürlich „Ketchy's Ketchup". Ketchy's Ketchup aus den wunderbaren tomatenroten Quetschflaschen mit der grinsenden Tomate. Anderen Ketchup mag ich nicht.

Opa weiß das. Deshalb kauft er immer eine große Menge Ketchy's Ketchup auf Vorrat. Trotzdem war einmal nur noch eine Flasche im Keller.

„Opi, du musst neuen Ketchy's Ketchup kaufen!", rief ich. Opa notierte es sich. Wir fuhren gleich am nächsten Tag zu dem großen Supermarkt außerhalb der Stadt. Ketchy's Ketchup stand ganz oben auf der Liste. Voller Vorfreude lief ich zu dem Regal mit dem Ketchup. Den Weg dorthin würde ich auch im Schlaf finden. Doch heute war alles anders. Keine einzige rote, grinsende Tomate begrüßte mich.

„Opa!", kreischte ich.

„Was ist denn passiert?", fragte Opa und kam angelaufen.

Ich zeigte auf ein leeres Fach, an dem nur noch ein einsames „Ketchy's Ketchup-Schild" klebte.

„Es ist kein Ketchup da", rief ich.

Opa rieb sich das Kinn.

„Ausverkauft", murmelte er. „Das ist natürlich blöd."

„Wir brauchen aber neuen Ketchup! Das überleb ich sonst nicht!"

„Ja, ja, natürlich", meinte Opa nur.

„Frag doch, ob sie noch welchen versteckt haben."

„Ach, nein", sagte Opa. „Das haben sie bestimmt nicht."

Er traute sich nicht. Typisch.

„Bitte, Opi."

Opa seufzte. Dann war er aber lieb und suchte eine Verkäuferin.

„Entschuldigen Sie, haben Sie noch Ketchy's Ketchup?"

„Ketchup? Der steht dort hinten im Regal."

„Ich bedanke mich", sagte Opa.

Wofür denn? Das war doch gar keine Antwort! Im Regal stand ja eben kein Ketchy's Ketchup mehr.

Ich war den Tränen nahe. Da hatte Opa eine Idee.

„Weißt du was? Wir fahren zu einem anderen Supermarkt."

Dort mussten wir alle Gänge ablaufen, weil wir zum ersten Mal hier waren und uns nicht auskannten. Es war aber praktisch, dass über den Gängen Schilder hingen, auf denen genau stand, was sie in die Regale gepackt hatten. Bei „Senf und Ketchup" machte ich eine Vollbremsung und knallte dabei gegen eine dürre alte Frau, die sich an ihrem Einkaufswagen festklammerte. In ihrem Wagen lag eine Flasche Ketchup. Ketchy's Ketchup – allerdings in einer fiesen grünen Flasche mit Fußbällen drauf.

Ich ahnte Schlimmes und hechtete zum Regal. Keine einzige lieblich rote Ketchup-Flasche! Dafür Unmengen giftgrüner Flaschen mit schwarz-weißen Fußbällen. Das war zu viel. Mir liefen die Tränen die Wangen hinunter. Endlich kam Opa.

„Oh weh", murmelte er nur.

Schweigend fuhren wir nach Hause. Kurz bevor wir ankamen, musste ich doch etwas sagen.

„Womit soll ich denn jetzt die Fritten essen?", schniefte ich.

„Wir haben doch noch eine Flasche Ketchup zu Hause. Und, mmh, ja, weißt du, Colinchen, eigentlich sehen die Ketchup-Flaschen jetzt doch nur anders aus, es ist aber immer noch das gleiche drin."

Ich schüttelte den Kopf. Das war unmöglich. Es konnte gar nicht dasselbe drin sein.

„Sie haben die Flaschen jetzt nur grün angemalt und ein Fußballer-Bildchen zum Sammeln dazu getan. Magst du denn Fußball nicht?", versuchte Opa es weiter.

Nein, mag ich nicht. Und jetzt erst recht nicht.

Dann war die letzte Ketchup-Flasche leer. Ich drückte die restlichen Tropfen raus. Es war ein trauriger Tag.

Am nächsten Morgen fuhren wir noch einmal zum Supermarkt. Wo noch vor kurzem alles leer war, standen jetzt in Reih und Glied grüne Giftzwerge mit dummem Fußball-Bild.

Opa nahm einfach eine der Flaschen mit. Schön blöd von ihm. Zu Hause machte er zum Mittagessen Fischstäbchen mit Fritten.

„Ich habe keinen Hunger."

„Komm schon. Natürlich hast du Hunger. Du magst doch immer Fritten."

„Heute nicht."

Ich verschränkte die Arme vor der Brust. Sollte Opa seine blöden Fritten doch selber essen. Stattdessen kippte er mir einfach eine Ladung Pommes frites auf den Teller. Ich hätte natürlich aufstehen und weggehen können, aber dann kitzelte doch dieser köstliche Duft nach Salz, Angebranntem und Kartoffelbrei in meiner Nase. Es konnte ja nicht schaden, mal eine Fritte zu probieren.

Aber ohne meinen Ketchy's Ketchup war es einfach nicht dasselbe. Ich schielte zu dieser unheimlich grünen Flasche rüber. Opa musste das gemerkt haben. Er sprang sofort auf und öffnete die Flasche.

„Der ist fies", sagte ich.

„Nun warte doch erst mal. Das kannst du jetzt noch gar nicht wissen."

Opa quetschte einen fetten Klecks rote Pampe an den Rand meines Tellers. Ich sah mir das Zeug lange an. Es waren keine Stückchen drin. Das war schon mal gut. Irgendwann wagte ich es, einen Finger hineinzutauchen. Ich roch daran. Dann steckte ich den Finger in den Mund und leckte mit der Zungenspitze etwas Ketchup ab. Hatte ich es mir doch gedacht.

„Das ist kein Ketchy's Ketchup", informierte ich Opa. Den Finger musste ich jetzt ganz lange abwaschen, damit jeder Rest von dem schlimmen roten Brei weg war.

Als ich aus der Küche gehen wollte, seufzte Opa.

„Und was ist mit den Fritten?"

„Die kann ich nicht essen", sagte ich. Wie dumm Opa doch war. Oder hat man schon mal erlebt, dass jemand Fritten ohne Ketchup essen kann?

Von nun aß ich zum Mittagessen dasselbe wie morgens: Einen Haferbrei aus der Brei-Packung mit der Qäkerfrau. Ich muss mir dabei jedes Mal das Bild mit dieser merkwürdigen Frau ansehen. Mit ihrer Haube sieht sie aus wie eine Krankenschwester. Opa sagt, dass sie die Haube trage, weil dass zu ihrer Religion gehöre. Ich finde das komisch. Vielleicht liegt das daran, dass der Brei aus Holland kommt und man dort andere Sachen anzieht.

Einige Wochen später kam Opa ganz aufgeregt vom Einkaufen zurück.

„Coline, du musst sofort mitkommen! Ich habe eine Überraschung für dich."

„Ich mag keine Überraschungen", protestierte ich. Aber Opa ließ nicht locker. Erst im Auto verriet er, worum es ging.

„Sie haben wieder Ketchy's Ketchup."

Na und? Den hatten sie doch die ganze Zeit gehabt. In grünen, fiesen Flaschen mit ganz ekligem Geschmack.

„In roten Flaschen", sagte Opa.

Das war natürlich etwas anderes! Ich konnte es kaum erwarten, bis wir am Supermarkt angekommen waren und Opa endlich das blöde Auto geparkt hatte. Dann stürmte ich los. Bis zu dem Regal mit dem Ketchup. Opa hatte nicht gelogen. Da standen sie wirklich, so lieblich wie immer. Ganz viele, nigelnagelneue Ketchy's Ketchup-Flaschen in dem schönsten Rot der Welt. Ich musste vor Freude in die Luft springen.

„Wie blöd!", rief da ein Junge.

Ich sah ihn an. Ihm war wohl gerade aufgefallen, dass er vergessen hatte, sich etwas Vernünftiges anzuziehen. So wie er aussah, sollte man eigentlich nicht aus dem Haus gehen. Das ist eine Regel. Und Regeln muss man einhalten. Das hatte dieser Junge nicht getan. Denn er trug dicke weiße Socken, die bis zum Knie gingen, eine knappe weiße Hose, die wie eine zu groß geratene Unterhose aussah, und dazu ein Nachthemd. Es war weiß mit Strichen in schwarz, rot und gelb.

„Ich träume manchmal davon, im Schlafanzug im Bus zu sitzen", erklärte ich dem Jungen. Ich wollte nett sein. Menschen mögen es, wenn man ihnen etwas von sich erzählt.

„Hä?", fragte da der Junge nur. „Was faselst du? Ich rede von dem Ketchup."

Ich strahlte.

„Ja, toll nicht? Sie sind doch noch klug geworden."

„Bist du blöde, oder so?"

Dieser Junge war ja selbst blöde. Und schrecklich unfreundlich war er auch. Und er redete einfach weiter. Das tut man nicht. Das ist auch eine Regel.

„Ich hab doch fast alle zusammen. Sammelbilder, meine ich. Und jetzt haben sie die Reihe abgesetzt. So ein Mist aber auch. Und dafür esse ich wochenlang diesen blöden Ketchup." Der Junge trat mit einem Bein in die Luft, drehte sich um und knallte dabei fast mit Opa zusammen, der jetzt endlich kam.

„Was hatte denn der Bub?", fragte Opa, als der Junge an ihm vorbei rannte.

„Weiß nicht. Ich glaube, er ist ein bisschen verrückt."

„Und ich glaube, dass er traurig ist. Weißt du, ich war früher auch mal so ein großer Fußballfan."

Opa seufzte. Den ganzen Rückweg erzählte er wirres Zeug. Von irgendwelchen Karten, die er mit seinen Freunden auf dem Schulhof getauscht hätte. Mir war das egal. Ich drückte zehn Ketchy's Ketchup-Flaschen ganz fest an mich und hoffte, dass so etwas Schlimmes nie wieder passieren würde.

Schmeckt das Essen gleich gut, wenn die Verpackung sich ändert?

Fast alles, was man essen oder trinken kann, befindet sich in Verpackungen. Ein Müsliriegel ist in Kunststofffolie verpackt, Kekse findet man in Dosen und Eier in Eierkartons.

Wenn du einen Schokoriegel kaufst, hat der auch eine bestimmte Verpackung. An der kannst du erkennen, dass es der Riegel ist, den du essen möchtest. Es stehen auch ein Name und eine Firma auf der Verpackung drauf, damit man weiß, wie der Riegel heißt und wer ihn hergestellt hat. Solange der gleiche Name und die gleiche Firma auf der Verpackung des Riegels stehen, ist immer der gleiche, bekannte Riegel drin. Da ist es ganz egal, ob die Verpackung sich vielleicht mal ändert (z. B. für kurze Zeit mal eine andere Farbe hat oder größer ist). Das kann dich verwirren. Trotzdem ist es so. Du kannst das zu Hause ausprobieren. Frag deine Mutter, ob sie dir einen Apfel in vier Teile scheidet. Stecke nun jedes Apfelstück in eine unterschiedliche Tüte. Dann probierst du die Apfelstücke. Sie schmecken alle gleich. Es ist ganz egal, aus welcher Tüte sie kommen.

Warum sammelt man etwas?

Wenn jemand ein Thema oder eine Person ganz toll findet, kann es sein, dass er davon alles haben möchte, was es gibt.

Wenn ein Kind sich für Fußball interessiert, sammelt es vielleicht Aufkleber von den Fußballern. Auf diesen Aufklebern stehen auf der Rückseite Informationen über die berühmten Spieler. Das findet das Kind toll und freut sich, wann immer es einen weiteren Aufkleber bekommt.

Wenn du dich für ein Thema besonders interessierst, zum Beispiel für Insekten oder Moose, wirst du auch alles darüber haben wollen. Dann würdest auch du etwas sammeln wollen.

Da es von manchen Dingen, zum Beispiel von Briefmarken, sehr viele verschiedene Exemplare gibt, können manche Menschen sehr viel sammeln. Das macht sie stolz auf ihre Sammlung. Wenn man etwas doppelt hat, kann man das mit anderen tauschen. So bekommt man schneller alle Sammelstücke zusammen.

Was macht man, wenn etwas zum Lieblingsgericht fehlt?

Viele Menschen haben ein Lieblingsgericht, das heißt, sie essen etwas ganz Bestimmtes besonders gern. Das können Spaghettis sein, Pizza oder Pommes Frites. Wenn jemand Pommes Frites besonders mag, dann müssen diese meistens auch mit Ketschup oder Mayonnaise serviert werden, sonst schmecken sie nicht so gut. Pizza mögen viele Menschen mit Champignons oder Salami am liebsten.

Es kann passieren, dass die Pommes Frites ohne Ketschup serviert werden oder die Pizza keine Champignons drauf hat. Wenn dir so etwas passiert, bist du vielleicht traurig oder sogar wütend.

Es ist eine gute Idee, jemanden zu fragen, dir zu helfen. Du könntest zum Beispiel in einem Restaurant einen Kellner rufen oder deine Mama bitten, einen Kellner zu rufen. Sie kann dann sagen, dass der Ketschup fehlt. Dann wird der Kellner ihn holen.

Wenn du zu Besuch bist, kannst du denjenigen fragen, der gekocht hat: *„Haben Sie noch Ketchup zu den Fritten?"* Der Gastgeber wird dir meistens bringen, was du brauchst. Wenn er keinen Ketschup da hat, wird er dir das sagen.

9 In der Schule sitzt man still

9. Juni 2000
(Coline, 10 Jahre)

 Liebes Tagesbuch,

heute ist in der Schule etwas total Blödes passiert: Die Lehrerin Frau Mehrkorn hat mir einen Brief für Mama mitgegeben. Einfach so. Erst dachte ich, sie würde ihr darin irgendetwas Nettes erzählen, vom Wetter oder so oder über was Erwachsene eben so reden. Aber nein. Sie hat sich darin beschwert. Über mich! Unglaublich, oder?
   Das hier hat sie geschrieben:

Sehr geehrte Frau Meier,

ich muss Ihnen heute aus einem höchst unerfreulichen Grund schreiben. Ihre Tochter Coline ist ein sehr unruhiges Kind. Sie kann kaum stillsitzen und stört dauernd den Unterricht und ihre Mitschüler. Vor ihrer Lehrerin hat sie keinen Respekt und lacht sie aus. Das Eigentum anderer Kinder missachtet sie. Sie steht im Unterricht ganz unerwartet auf, um raus zu gehen. Auf meine Nachfragen hin lügt sie.
So kann das nicht weitergehen. Ich bitte Sie, zu einem Gespräch zu mir zu kommen.

Mit freundlichen Grüßen
Birgit Mehrkorn

Ich weiß gar nicht, wie Frau Mehrkorn auf all das kommt. So böse Dinge würde ich doch nie machen!
   Die ganze Woche ist schon so komisch verlaufen. Am besten fange ich beim Montag an. Es war ein richtig blöder Montag und ich wusste gleich, dass etwas passieren würde. Woher ich das wusste? Auf dem Weg zur Schule ist mir ein alter Mann entgegengekommen. Ich mag keine fremden alten Männer. Und um ihm auszuweichen, musste ich auf die Rille zwischen zwei Gehwegplatten treten. Da wusste ich: Heute wird ein ganz schlimmer Fettnäpfchen-Tag. Und so war es

auch. Ich bekam gleich in der zweiten Unterrichtsstunde einen Klassenbucheintrag. Den ersten Eintrag meines Lebens. Es war schrecklich ungerecht.

Alle haben Angst vor dem Klassenbuch. Manchmal, wenn Frau Mehrkorn sehr böse ist, schlägt sie damit ganz kräftig auf ihr Pult. Das tut so weh in den Ohren, dass ich laut aufschreie. Einmal hat Frau Mehrkorn mich danach rausgeschickt, damit ich „anständiges Benehmen" lerne.

Am Montag hat sie mich in das schreckliche Buch eingetragen. Das macht sie sonst nur bei anderen, wenn die Yvonne mal wieder frech war oder der Martin die Hausaufgaben zum dritten Mal nicht gemacht hat. Hausaufgaben muss man nämlich machen. Das ist eine Regel. Dann ist es auch in Ordnung, einen Eintrag zu bekommen. Aber das war nicht der Grund für meinen Eintrag. Warum ich den bekommen habe, weiß ich bis heute nicht. Also, es war so:

Die Alina hat ihre Halskette nicht schließen können. Sie versuchte es schon zehn Minuten lang, doch es gelang ihr nicht. Die Kette ist schon ziemlich alt, Alina hat mal erzählt, dass sie die von ihrer Uroma bekommen habe. Also wirklich ein ganz olles Ding. Jedenfalls rief Alina irgendwann: „Mensch, das ist doch nur Schrott, die gehört weggeworfen." Und da wollte ich einfach nur nett sein, bin aufgestanden, habe die Kette von ihrem Pult genommen und sie in den Mülleimer geworfen. Was dann geschah, verstehe ich nicht: Alina hat geschrien, so laut, dass ich mir die Ohren zuhalten musste. Frau Mehrkorn freute sich auch nicht, dass ich so freundlich war. Sie war im Gegenteil furchtbar böse. Auf mich, nicht auf die schreiende Alina! Sie hat das grüne Buch hervorgeholt und etwas über mich rein geschrieben. Ich verstehe das alles nicht.

Am Mittwoch kam der nächste Eintrag. Diesmal, weil ich gelacht habe. Dabei dachte ich, dass Lachen schön ist und die Leute einen mögen, wenn man gut gelaunt ist. Und es war doch wirklich komisch, was da passiert ist. Die Frau Mehrkorn hat sich entsetzlich aufgeregt, weil einige aus der Klasse die Milchflaschen immer stehen lassen und die Blumen solange nicht gegossen worden waren. Sie schrie und schrie und wurde dabei zunehmend rot im Gesicht. Sie sagte so

Sachen wie: „Meint ihr, ich bin nur bescheuert? Dass ich hier Blumen hinstelle und ihr sie vertrocknen lasst? Meint ihr, ich hätte ein Brett vor dem Kopf?"

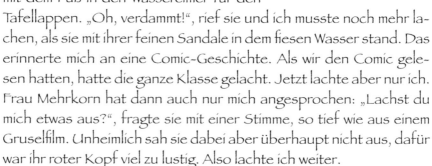

Da musste ich lachen. Es sah so komisch aus. Frau Mehrkorn mit ihrem roten Kopf und einem Brett davor. Ich bekam richtige Bauchschmerzen, so sehr musste ich lachen. Frau Mehrkorn rannte derweil an der Tafel auf und ab und plötzlich trat sie mit dem Fuß in den Wassereimer für den Tafellappen. „Oh, verdammt!", rief sie und ich musste noch mehr lachen, als sie mit ihrer feinen Sandale in dem fiesen Wasser stand. Das erinnerte mich an eine Comic-Geschichte. Als wir den Comic gelesen hatten, hatte die ganze Klasse gelacht. Jetzt lachte aber nur ich. Frau Mehrkorn hat dann auch nur mich angesprochen: „Lachst du mich etwas aus?", fragte sie mit einer Stimme, so tief wie aus einem Gruselfilm. Unheimlich sah sie dabei aber überhaupt nicht aus, dafür war ihr roter Kopf viel zu lustig. Also lachte ich weiter.

Ich fand es ein bisschen merkwürdig, dass die anderen so still waren. Im Kino lachen doch auch immer alle ganz laut, wenn sich Leute aufregen, einen roten Kopf bekommen, dumme Sachen sagen oder mit dem Fuß in einen Wassereimer steigen. Seltsamerweise lachte aber wirklich niemand. Nur ich. Frau Mehrkorn knallte dann das schlimme grüne Buch auf den Tisch und schrieb etwas hinein. Nach der Stunde durfte ich es lesen: „Coline Meier lacht ihre Lehrerin aus." Ich musste weinen, denn das stimmte doch gar nicht. Ich wollte ihr doch nicht wehtun und sie auslachen. Auslachen ist gemein und gehört sich nicht, das hat Opa mir erklärt.

Heute am Freitag kam der dritte Eintrag. Ich weiß wieder nicht, was ich falsch gemacht habe. Denn eigentlich war mir ja nur übel gewesen. Richtig schrecklich übel. So, als müsste ich mich gleich übergeben. Ich glaube, das kommt von dem neuen Käse, den Opa mir auf das Frühstücksbrot gelegt hat. Der war eben nicht in Bärchenform, sondern viereckig. Ist doch klar, dass so etwas nicht gut sein kann.

Aber Opa wollte ja nicht hören! Jedenfalls war mir schlecht. Ausgerechnet in Mathematik, als wir Stillarbeiten machten. Ich überlegte, was ich jetzt tun sollte. Opa sagte mal, wenn einem übel ist, brauche man frische Luft. Deshalb kurbelt er im Auto auch immer die Fensterscheibe runter, wenn es in meinem Magen so dreherisch ist. Also bin ich aufgestanden und habe ein Fenster geöffnet. Aber es wurde nicht besser. Wahrscheinlich ist ein Fenster nicht genug, habe ich dann gedacht, und noch eins geöffnet. Jetzt fing der Bauch auch noch an zu grummeln. Frau Mehrkorn räusperte sich immer öfter, als ich ein Fenster nach dem anderen aufmachte. Wahrscheinlich wurde sie krank und würde einen schlimmen Husten bekommen. Gesund kann es ja nicht sein, sich so oft zu räuspern.

Meine Übelkeit war immer noch nicht weg. Opa sagte, dass am meisten frische Luft reinkomme, wenn man Durchzug mache. Also ging ich zur Flurtür und öffnete auch diese.

„Wo gehst du hin?", fragte Frau Mehrkorn so plötzlich, dass ich zusammenzuckte. „Wir bleiben während des Unterrichts im Klassenzimmer. Das weißt du genau."

„Ich habe nur die Tür geöffnet", sagte ich.

„Natürlich. Weil du rausgehen wolltest."

„Nein. Weil ich die Tür offen haben wollte. Dafür musste ich sie aufmachen."

„Coline Meier! Lüg mich nicht an", schrie Frau Mehrkorn. Alle aus der Klasse guckten jetzt. Einige lachten sogar.

„Ich wollte nur die Tür öffnen!", wiederholte ich.

„Und warum öffnet man wohl eine Tür? Um hinauszugehen natürlich", sagte Frau Mehrkorn.

Mir war jetzt richtig schlecht. Frau Mehrkorn war so gemein. Ich spürte, wie mir das eklige Käse-Frühstück hochkam und rannte aus dem Klassenzimmer. Ich schaffte es gerade noch rechtzeitig zur Toilette. Als ich zurückkam, sagte Frau Mehrkorn nichts. Aber auf meinem Platz lag dieser Brief an Mama.

Mama hat den Brief mittlerweile gelesen. Danach hat sie lange mit Opa geredet und die beiden sind zusammen zu mir gekommen. Sie haben etwas ganz Schlimmes gesagt. Sie meinten, dass ich eine Schulbegleitung brauchen würde.

Ich hatte ziemliche Angst und bekam Panik. Opa erklärte mir, was eine Schulbegleitung überhaupt ist. Die kommt mit in die Schule und sitzt neben mir und passt auf, dass nichts Blödes passiert. Vielleicht hilft sie mir auch bei den Aufgaben. Das hat Opa zwar nicht gesagt. Aber es wäre schön. Ich glaube, eine Schulbegleitung ist gar nicht so schlecht.

Was bedeutet es, wenn jemand sagt: „Du hast ein Brett vorm Kopf?"

Die Aussage *„Du hast ja ein Brett vorm Kopf"* bedeutet, dass jemand nur sehr schwer etwas versteht. Man kann auch selbst „ein Brett vorm Kopf haben", wenn man schon ewig (z. B. im Internet oder im Lexikon) nach etwas sucht und es einfach nicht finden kann!

Vielleicht stellst du dir die Redewendung bildlich vor: Du siehst einen Menschen, der vor seinem Kopf ein Brett hat. Aber das ist natürlich nicht so, weil Menschen nicht mit Brettern vor dem Kopf umherlaufen. Aber dieses Sprichwort sagt schon aus, dass man mit einem Brett vor dem Kopf schlechter sehen kann als ohne!

Äußerungen wie „Du hast ein Brett vorm Kopf" benutzen Menschen oft. Sie nennen sich „Redewendungen" oder „Sprichwörter" und sind anfangs oft verwirrend. Beispiele sind:
• Bei jemandem einen Stein im Brett haben
• Den Löffel abgeben
• Berge versetzen
• Steigt wie Phönix aus der Asche
• Krokodilstränen weinen

Falls du diese Beispiele nicht oder nicht alle verstanden hast, mache dir keine Sorgen, dass andere dich für dumm halten könnten. Frage deine Freunde oder Eltern, was diese Redewendungen bedeuten. Du kannst auch im Internet Sammlungen von Redewendungen und deren Erklärungen finden oder entsprechende Bücher kaufen.

Darf man über das Missgeschick anderer Menschen lachen? Wenn ja, wann und wo?

Manchmal passiert Menschen etwas, das sie so nicht geplant haben. Zum Beispiel kann es passieren, dass sie plötzlich ausrutschen und hinfallen, dass sie versehentlich gegen eine Glaswand laufen oder in etwas Fieses (zum Beispiel Kaugummi) treten.

Wenn so etwas passiert, kann es sein, dass du das lustig findest. Wenn sich zum Beispiel jemand bei einem Unfall den Daumen gebrochen hat, kann es passieren, dass der Daumen lose herunterbaumelt. Du würdest dann vielleicht gerne lachen. Meistens darf man aber nicht lachen. Denn für den anderen ist ein Unglück oder Missgeschick sehr unangenehm.

Manchmal wird in Fernsehfilmen gezeigt, wie jemandem ein Missgeschick geschieht. Hier wird das extra gezeigt, damit man darüber lacht. Genauso ist es, wenn man einen Clown sieht. Der stellt sich mit Absicht ungeschickt an. Er möchte, dass dann alle lachen und ist traurig, wenn niemand lacht.

Wenn du nicht weißt, ob du lachen darfst, dann guck, wie es die anderen machen. Wenn deine Eltern oder andere Kinder lachen, dann darfst du auch lachen. Wenn aber niemand lacht, dann solltest du auch nicht lachen. Du kannst auch andere fragen, warum sie gerade lachen oder nicht lachen. Sie sagen dir bestimmt, warum das so ist und du kannst dann von ihnen lernen.

Was kannst du tun, wenn dir im Unterricht schlecht wird?

Es kann passieren, dass dir während des Unterrichts unwohl ist. Dann hilft es manchmal, das Fenster aufzumachen oder den Raum zu verlassen.

Wenn dir schlecht wird, kannst du dich melden und den Lehrer fragen: *„Mir ist nicht so gut. Darf ich kurz raus gehen?"* Wenn du nicht gerne vor der ganzen Klasse sprichst, kannst du auch nach vorne zu deinem Lehrer gehen. Er wird dir dann sagen, was du tun kannst. Vielleicht sagt er: *„Geh kurz auf den Hof und schnappe frische Luft"*, dann solltest du das auch tun. „Luft schnappen" bedeutet, dass man die Luft einatmet. Frische Luft ist gut, wenn einem übel ist. Oder er sagt: „*Mach das Fenster auf*", denn dann bekommst du auch frische Luft.

Warum muss man sich im Unterricht melden?

In der Schule spricht meistens nur der Lehrer. Häufig stellt er auch Fragen. Wer etwas darauf zu sagen weiß, darf das nicht einfach in die Klasse rufen. Im Klassenzimmer gelten bestimmte Regeln. Bevor du etwas sagen darfst, musst du dich melden.

Melden bedeutet, dass du einen deiner Arme mit gestrecktem Zeigefinger hochhältst. Dein Lehrer sieht dann, dass du etwas sagen willst. Es werden sich auch andere Schülerinnen und Schüler melden. Einen von ihnen nimmt der Lehrer dran. Das bedeutet, dass er denjenigen anschaut oder seinen Namen nennt. Wenn der Lehrer dich dran genommen hat, darfst du etwas sagen. Wenn er einen anderen Schüler dran genommen hat, musst du still sein und zuhören. Sollte der Schüler die Antwort nicht wissen, kannst du dich erneut melden.

Weiß man morgens schon, wie der Tag wird?

Vielleicht denkst du manchmal ganz früh morgens, dass dieser Tag ganz furchtbar werden wird. Du bist vielleicht zu häufig auf eine Rille zwischen den Bürgersteigplatten getreten und denkst daher, dass alles an diesem Tag schief gehen wird.

Das ist aber nicht unbedingt so. Es kann nämlich sein, dass plötzlich doch etwas ganz Tolles passiert. Vielleicht gibt es in der Schule dein Lieblingsessen! Dann wird der Tag manchmal doch nicht so schlecht wie du vorher gedacht hast.

Wenn du morgens glaubst, dass der Tag blöd wird, dann versuche zu denken: „*Vielleicht wird es doch nicht so schlimm. Manchmal passieren unerwartet schöne Dinge.*"

10 (K)ein Nasenparadies

10. April 2001
(Coline, 11 Jahre)

 Liebes Tagebuch,

ich hätte nie gedacht, dass Zug fahren so fürchterlich stinken kann. Da bin ich froh, dass ich fast nie mit einem Zug fahren muss. Am letzten Wochenende musste es aber trotzdem sein. Opa und ich sind zusammen nach Berlin gefahren.

Wir verabschiedeten uns früh morgens von Mama und dem Haus. Ich lief so wie immer drei Mal durch alle Zimmer und überprüfte drei Mal in meinem Kinderzimmer, ob Teddy Bussy auch bequem auf dem Kopfkissen sitzt. Dann wurde Opa ungeduldig und meinte, dass wir endlich fahren müssten. Zum Glück war ich bis dahin fertig. Sonst hätten wir nicht fahren können. Denn fahren ohne die Drei-Mal-Regeln eingehalten zu haben, geht nicht. Denn dann würde bestimmt ein Unglück geschehen.

Am Bahnhof in Düsseldorf war schrecklich viel los. Die Menschen flitzten so schnell um mich herum, dass sich mir alles im Kopf drehte. Ich hatte ständig Angst, dass mich jemand anrempeln oder mir sonst wie zu nahe kommen würde. Es war fürchterlich.

„Bleib genau hinter mir", sagte Opa.

Das war leichter gesagt als getan. Überall waren Menschen. Und Gerüche! Es roch nach ganz viel auf einmal, so wie auf dem Jahrmarkt, aber irgendwie auch eklig. Nach Bier und nach Toilette. Nach fettigem Essen. Nach Benzin und Öl.

Mir wurde schlecht.

„Möchtest du etwas zum Essen mitnehmen? Im Zug ist alles sehr teuer", sagte Opa. Er blieb vor einem Stand stehen, an dem gerade frisch aufgebackene Laugenbrezeln aus einer Maschine purzelten. In der Auslage verströmten heiße Pizzastücke ihren Geruch, von nebenan kam der Duft von Curry-Wurst in meine Nase geweht und dann roch es auch noch kurz ganz aufdringlich nach starkem

Kaffee, als ein Mann mit einem großen Becher in der Hand an mir vorbei ging.

„Ich habe keinen Hunger."

Wenn einem schlecht ist, hat man nie Appetit. Das sollte Opa eigentlich wissen. Opa hatte aber Hunger. Manchmal ist er schon komisch, so als würde ihm das alles hier nichts ausmachen. Er kaufte gleich drei Laugenbrezeln auf einmal.

Ein paar Minuten standen wir am Bahngleis. Opa schaute auf einen Plan, auf dem genau stand, an welcher Stelle des Bahngleises unser Wagen halten würde. Ich fand diesen Plan ganz toll. Und noch besser: Daneben hing ein großer gelber Fahrplan. Den hatte ich leider zu spät entdeckt und Opa drängte mich schon weiter.

„Der Zug klommt gleich. Los, damit wir noch rechtzeitig zum Gleisabschnitt B kommen."

An diesem Abschnitt B war es schon ganz schön voll. Opa hätte besser Tickets für die Erste Klasse kaufen sollen, denn dort, wo diese Wagen halten sollten, war es viel leerer. Hier aber drängten sich die Menschen eng aneinander. Das war gar nicht angenehm. Neben mir stand eine Frau, die fürchterlich nach Parfüm stank.

„Opa, können wir nicht woanders hingehen?"

In dem Moment kann eine Durchsage, dass der Zug nun einfahre. Opa wollte, dass wir hier stehen bleiben.

„Sonst gibt es Chaos", sagte er.

Ich hielt mir die Nase zu.

„Ist was?", fragte die Parfüm-Frau.

„Ja. Sie stinken", sagte ich.

„Wie bitte?", fragte die Frau. Ihre Stimme war dabei ganz schrill und tat in den Ohren weh.

„Sie stinken", sagte ich. Die Frau hatte mich offenbar nicht verstanden. Es war so laut, da gerade der Zug einrollte.

„Das ist ja unerhört", rief die Dame.

„Ja, das finde ich auch. Einfach so rumzustinken. Besser, sie bleiben draußen", sagte ich.

Opa zog mich zur Eingangstür, als der Zug vor uns hielt. Zu der Frau sagte er:

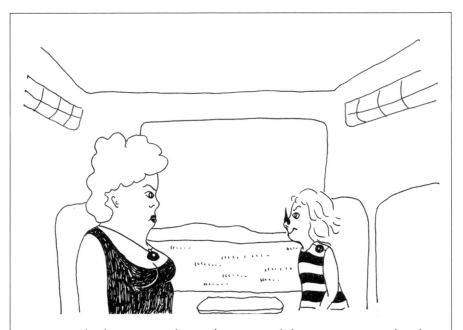

„Tut mir leid, sie meint das nicht so", und da stiegen wir auch schon ein.

Unsere Plätze waren in Fahrtrichtung an einem Vierertisch. Ich legte meine Tasche auf den gegenüberliegenden freien Sitz. Plötzlich stand da die Stinkefrau und hatte wieder etwas zu meckern: „Na, das ist ja die Höhe! Jetzt auch noch meinen Platz besetzen. Da fehlen mir die Worte."

Opa nahm sofort meine Tasche weg und warf sie mir auf den Schoß. Das war nicht nett. Dann schmeichelte er sich noch so blöde bei dieser Frau ein, hob ihren Koffer auf die Gepäckablage und half ihr sogar aus dem Mantel. Opa war richtig doof! Ich rückte auf den Fensterplatz und holte meine Wäscheklammer aus der Tasche. Mit der Wäscheklammer drückte ich mir die Nase zu. Jetzt war es besser. Der Gestank war nicht mehr ganz so schlimm.

Ich schaute aus dem Fenster, um nicht mit Opa sprechen zu müssen. Doch kaum fuhren wir los, fing er an zu reden:

„Und? Wie gefällt dir deine erste Zugfahrt?"

Ich sagte nichts. Draußen flitzen Weizenfelder vorbei.

„Schön, nicht?"

Am liebsten hätte ich laut „Nein!" geschrieen. Es war eklig hier

117

drin. Der Sitz stank nach Schweiß und ollem Stoff. Und das Parfum der Stinkefrau hatte ich immer noch in der Nase.

„Willst du eine Brezel?", fragte Opa.

Ich hörte Papier rascheln. Ich hätte jetzt gerne an dem frischen Laugenteig gerochen. Das wäre sehr angenehm für meine Nase gewesen. Aber ich riss mich zusammen. Ich war ja noch böse auf Opa. Außerdem würde ich dann auch wieder die Stinkefrau riechen müssen und das ging nun wirklich nicht.

Was machte die eigentlich? Ich sah zu ihr rüber. Hatte die doch glatt beide Plätze besetzt! Und wegen der durfte meine Tasche dort nicht liegen.

Sie las in einem Buch. Und da hätte ich fast lachen müssen. Die Stinkefrau las ein Kinderbuch! Und zwar „Millie in Belgien". Das war früher mein Lieblingsbuch gewesen. Damals, als ich noch klein war. Jetzt liegt das Buch irgendwo in meinem Regal bei all den anderen vielen lieben Buchfreunden zu Hause. Ach ja, zu Hause. Zu Hause, wo es so schön nach Mama riecht. Wo ich meine Trost-Duft-Tütchen habe: Eines mit salzigem Meersand, eines mit Zeitungsfetzen mit Druckerschwärze und eines mit Dufthölzern vom Flohmarkt.

Als ich an all das dachte, musste ich weinen.

„Ich will nach Hause", schniefte ich.

Opa legte sofort die Brezel weg.

„So schlimm?", fragte er. Er war jetzt ganz lieb.

Ich nickte.

„Was hat sie denn?", fragte auch die Stinkefrau. Sie ließ ihr Buch sinken und die rote Brille rutschte ihr auf der Nase nach vorne.

„Ist es, weil ich geschimpft habe?", wollte die Frau wissen. „Vorhin am Bahnsteig? Ich war etwas gestresst, weißt du? Ich fahre zum ersten Mal mit dem ICT."

„ICE", sagte ich und musste ein bisschen lachen, weil sie so dumm war.

Aber die Frau lächelte nur.

„Zumindest lachst du jetzt", meinte sie. Und dann fragte sie: „Soll ich dir vielleicht etwas vorlesen?"

Das war eine gute Idee. Auch wenn das Buch eigentlich nur für kleine Kinder ist. Ich nickte. Die Frau klappte das Buch auf und las zwei Geschichten vor. Danach fragte sie, ob ich nicht die Wäscheklammer abnehmen wolle. Ich schüttelte den Kopf.

„Das geht nicht."

Ich wollte weiterreden, aber Opa ließ mich nicht. Er mischte sich einfach ein.

„Meine Enkelin hat einen ganz seltsamen Geruchssinn", sagte er. „Sie mag den Geruch von Dingen wie Kuhfladen aber nicht von gutem Parfüm."

Die Frau lachte.

„Bei mir ist das genau umgekehrt. Aber ich kann das verstehen. Ich habe das Deodorant meines seligen Mannes auch nie leiden können."

„Ach, Sie sind Witwe?", fragte Opa.

„Was ist ein Deodorant?", wollte ich wissen.

Sie beachteten mich nicht mehr und redeten einfach weiter über diesen Seelenmann. Na ja, das war jetzt nicht so schlimm. Ich zog aus Opas Tasche die Tüte mit den zwei verbliebenen Laugenbrezeln, drückte mir Stückchen davon in die Nasenlöcher und aß den Rest auf.

Ich sah die Frau an. Sie war eigentlich ganz nett. Als sie mich mit den zugestopften Nasenlöchern sah, blinzelte sie und sagte nickend: „Gut gemacht."

Später fragte ich mich, wie die Frau das eigentlich aushalten kann. Mit diesem Parfüm meine ich. Wahrscheinlich ist ihr ständig schlecht deswegen. Oder sie atmet nur durch den Mund ein. Oder vielleicht gibt es auch noch einen ganz anderen Trick? Mal sehen, vielleicht finde ich das noch heraus.

Geschieht wirklich ein Unglück, wenn ich eine Regel nicht einhalte?

Vielleicht hast du manchmal das Gefühl, dass ein Unglück geschieht, wenn du eine bestimmte Regel nicht einhältst. Vielleicht denkst du: *„Ich muss drei Mal kontrollieren, ob mein Schatzkäst-*

chen auch wirklich verschlossen ist, sonst wird meiner Mutter heute etwas Schlimmes geschehen". Du hast dann große Angst, aus dem Haus zu gehen, bevor du nicht drei Mal kontrollieren konntest. Es „zwingt" dich, zu kontrollieren.

Ein Zwang ist kein schönes Gefühl. Es macht Angst. Auch werden meistens deine Eltern oder Geschwister oder Freunde unruhig, wenn du immer kontrollieren musst und nicht vorher aus dem Haus kommst.

Die Angst, dass etwas Schlimmes passiert, ist unbegründet. Es passiert nichts, wenn du nicht so oft kontrollierst. Der Zwang ist in deinem Kopf, hat aber nichts damit zu tun, was wirklich passiert. Du kannst versuchen, dich zu entspannen und zu dir zu sagen: „Wenn ich nicht drei Mal kontrolliere, passiert nichts Schlimmes. Ich kann in Ruhe aus dem Haus gehen."

Auch wenn es Angst macht: Geh einfach mal aus dem Haus ohne zu kontrollieren und guck, was passiert. Du wirst sehen, dass gar nichts Schlimmes geschieht.

Erzähle deiner Mutter oder einer anderen Person, die dich gut kennt, von deinen Ängsten. Sie werden dich beruhigen.

Darf man immer sagen, was man denkt?

Wenn ein Mensch allein ist, spricht er meistens nicht laut vor sich hin, sondern denkt. Das, was er denkt, kann niemand hören. Wenn er aber mit einer anderen Person zusammen ist, spricht er meistens auch mit ihr. Die beiden unterhalten sich dann. Dabei wechseln sie sich ab wie beim Tischtennisspielen. Mal sagt der eine etwas, mal der andere. Während so einer Unterhaltung kommt es vor, dass ein Mensch auch etwas denkt, was er der anderen Person nicht laut sagen sollte. Wenn dir zum Beispiel eine Frau stolz ihr neues Baby zeigt und du findest das Baby hässlich, dann solltest du das nicht laut aussprechen. Würdest du diesen Satz laut aussprechen, wäre die Frau wahrscheinlich zornig und auch sehr traurig. Vielleicht würde sie sofort aufhören, sich mit dir zu unterhalten und weggehen.

Meistens ist es gut, Gedanken nicht laut auszusprechen, wenn es um Essen, Kleidung, Parfüm, eine Frisur oder andere äußere Merkmale geht. Die meisten Menschen mögen es nicht, wenn man sagt, dass man ihr Essen nicht mag, ihre Frisur blöd findet oder denkt, dass sie in der neuen Kleidung dämlich aussehen. Wenn einem ein Parfüm nicht gefällt, kann man körperlichen Abstand zu der Person halten. Wenn man sagt: *„Puh, das stinkt aber"*, dann ist das für die andere Person sehr verletzend.

Können alle Menschen gleich gut riechen oder sehen?

Menschen sind verschieden. Sie sehen unterschiedlich aus, mögen oft andere Dinge und haben unterschiedliche Stimmen. Es ist sogar so, dass Menschen nicht immer gleich gut riechen oder sehen können. Manche Menschen können gar nicht sehen, das heißt, sie sind blind. Einige können nichts hören, das heißt, sie sind gehörlos. Wenn jemand besonders gut riechen kann, sagt man, dass er auf Geruch überempfindlich reagiert. Das kommt nicht so oft vor. Die meisten Menschen können zum Beispiel in einem Restaurant sitzen, ohne dass die vielen Düfte sie stören würden. Auch mögen sie es, sich auf einem Rummelplatz aufzuhalten, weil es da so schön nach vielen Süßigkeiten und anderen Esswaren riecht.

Es kann aber sein, dass du dich manchmal von vielen Gerüchen gestört fühlst. Vielleicht wird dir davon sogar übel. Sehr gut riechen zu können, kann Spaß machen, wenn man zum Beispiel an einer schönen Blume riecht. Aber es kann auch dazu führen, dass zu viele Gerüche schnell zu viel werden.

Wenn du das Gefühl hast, dass dir von zu vielen Gerüchen übel wird, teile es anderen mit, damit du mit ihnen woanders hingehen kannst. Wenn du alleine bist, verlasse alleine den Ort. Wenn das nicht geht, kannst du versuchen, durch den Mund zu atmen. Dann riechst du weniger.

11 Besuch bei Tante Anna-Luisa

22. September 2001
(Coline, 11 Jahre)

 Liebes Tagebuch,

eigentlich mag ich Tante Anna-Luisa ja nicht. Die ist so merkwürdig. Ständig muss sie sich mit einer Serviette den Mund betupfen, obwohl da gar nichts ist. Und andauernd leckt sie sich mit der Zunge über die Lippen. Dabei bewegen sich ihr Kinn und ihre Faltenhaut am Hals so lustig, dass man am liebsten lachen würde. Eigentlich mag ich sie ja nicht. Die Tante Anna-Luisa. Doch seit dem letzten Besuch bin ich mir nicht mehr so sicher.

Tante Anna-Luisa ist gar nicht meine richtige Tante, obwohl ich sie so nennen muss. Sie ist die Patentante von Mama. Sie heißt auch nicht Meier wie wir, sondern Anna-Luisa von Althoven, da sie einen Grafen oder so geheiratet hat. Der ist aber schon lange tot. Jetzt ist sie sehr reich, da sie alles alleine geerbt hat. In einem richtigen Schloss wohnt sie aber trotzdem nicht. Dafür in einem großen weiß gestrichenen Haus mit einer hohen Mauer drum herum. Und sie hat drei große Hunde. Die sehen zwar böse aus, sind aber eigentlich ganz okay. Nur anfassen darf man sie nicht. Die Tante sagt, dass ich sonst das sorgsam gekämmte Fell in Unordnung bringen würde.

Tante Anna-Luisa hat übrigens ein Hobby. Sie meckert am liebsten den ganzen Tag über. So wie ich am liebsten den ganzen Tag nur Moose sammeln würde. Außerdem nimmt sie alles furchtbar genau. Ganz schlimm ist die Begrüßung. Man muss ihr unbedingt die Hand geben, ihr in die Augen sehen und dabei auch noch „Guten Tag, Tante Anna-Luisa", sagen. Und das alles auf einmal! Wie soll das gehen? Opa sagt, das sei eine Regel, das müsse man so machen. Ich finde das schrecklich und habe Angst davor. Ich kann das einfach nicht.

Deshalb wollte ich auch nicht mitfahren, als die Tante uns für heute Nachmittag eingeladen hat.

„Natürlich kommst du mit. Sie freut sich doch so", sagte Mama. Die hatte doch keine Ahnung! Warum sollte sich Tante Anna-Luisa freuen, ausgerechnet mich zu sehen? Die hatte doch ständig etwas an mir zu meckern.

„Muss ich wirklich mit?", fragte ich Opa.

Opa verstand mich meistens. Diesmal aber war auch er blöd.

„Ach komm schon, Colinchen. So schlimm kann es doch nicht sein. Und Anna-Luisa mag dich wirklich. Deshalb kauft sie auch immer frische Vollmilch für dich."

Das war überhaupt das Schlimmste. Von der widerlichen Milch wurde mir noch jedes Mal schlecht.

„Ich hasse diese Milch!", schrie ich und Opa zuckte zusammen.

„Zieh dir doch bitte das neue Kleid an", sagte Mama. „Du weißt schon, das mit der Spitze, das ich dir mitgebracht habe."

„Das kratzt."

„Ach, Colinchen, bitte. Du kannst doch nicht immer in deinem Jogginganzug herumlaufen."

„Warum nicht? Der ist bequem."

„Aber das sieht doch nicht hübsch aus. Das ist für zu Hause in Ordnung, aber wenn man fein irgendwo hingeht, dann geht das nicht."

„Ich will aber nicht fein irgendwohin gehen. Ich will zu Hause bei meinen Moosen bleiben, jawohl!"

Ich verschränkte die Arme vor der Brust und stampfte noch mal ordentlich mit dem Fuß auf.

Mama holte tief Luft und verzog das Gesicht. Aber Opa hatte eine Idee.

„Wenn du der Mama jetzt den Gefallen tust und dieses Kleid anziehst, dann gehen wir nächstes Wochenende zusammen in den Wald Moose sammeln. Und dann erzählst du mir noch mal, wie viele Moosarten es gibt und woran man sie erkennen kann, okay?"

Ich überlegte. Das hörte sich fair an.

Das Kleid kratze wirklich fürchterlich. Ich musste mich schon im Auto ständig kratzen. Als wir dann endlich angekommen waren, liefen uns im Garten gleich die drei Hunde Hector, Achill und Herkules entgegen. Ich versteckte mich hinter Opa. Aber es war zu spät. Tante Anna-Luisa hatte mich längst gesehen.

„Coline, willst du mich nicht begrüßen?"

„Nein", sagte ich.

„Natürlich will sie das", sagte Mama und zog mich hinter Opa hervor. „Benimm dich bloß", zischte sie mir zu.

„Hallo", stammelte ich. Aber damit war es nicht getan.

„Hast du nicht gelernt, dass man einander die Hand gibt bei der Begrüßung? Und guck mich an, wenn ich mit dir spreche."

Also schüttelte ich ihre blöde, dürre Hand.

„Was sagt man dazu?"

„Hallo."

„Nein. Überleg mal. Wie sagt man?"

„Guten Tag?"

„Nein! Es heißt: Guten Tag, Tante Anna-Luisa."

„Ach so", ich wollte meine Hand wegziehen, sie war schon ganz feucht geworden, so sehr schwitzte ich vor Aufregung.

„Also?"

„Guten Tag. Guten Tag, Tante Anna-Luisa", sagte ich leise.

„Bitte?", brüllte sie.

„Guten Tag, Tante Anna-Luisa", sagte ich nun ganz laut. Es war eklig, das so oft sagen zu müssen. Aber dann war ich erlöst. Sie ließ meine arme Hand wieder frei.

Warum muss das eigentlich sein? Ich verstehe das nicht. Opa sagt, man gibt sich die Hand, weil das so Sitte sei. Das ist doch blöd. Eine ganz dämliche Sitte. Muss man sich an alle Sitten halten? Und was passiert, wenn man einfach nicht mitmacht? Kommt man dann ins Gefängnis?

Ich dachte, dass damit das Schlimmste überstanden sei. Doch es kam anders. Wir mussten uns in ein großes zugiges Zimmer setzen, wo ein Tisch mit dünnem weißem Geschirr gedeckt war.

„Passt mir nur auf, dass das Kind keine Tasse kaputt macht. Die kosten 45 Euro das Stück. Mindestens."

„Hast du gehört, Coline?", fragte Mama.

Ich nickte. Tante Anna-Luisa war doch die einzige, die überhaupt etwas sagte, wie sollte man es da überhören?

„Also pass auf, ja?"

Ich zog die Nase hoch. Als ob ich nicht immer aufpassen würde. Und überhaupt. Wenn eine Tasse zu Bruch geht, dann doch aus Versehen und nicht, weil man nicht genug aufgepasst hat.

Oh weh. Auf dem Tablett vor mir stand ein Krug mit Vollmilch. Es war wieder diese eklige schmierige Vollmilch mit Fettaugen.

„Ich mag keine Milch", sagte ich, als die Tante die Tasse voll schüttete.

„Nanu?", rief sie und leckte sich ganz oft mit der Zunge über die Lippen. „Trinkt sie keine Milch?", fragte sie jetzt Mama, als ob die das besser wüsste als ich.

„Doch. Natürlich trinkt Coline Milch."

„Aber nicht diese", sagte ich. „Die ist fies."

„Frech die Göre", sagte Tante Anna-Luisa.

„Was ist eine Göre, Opi?", fragte ich.

„Erklär ich dir später", sagte Opa und lächelte der Tante auch noch zu, so als fände er sie ganz toll. Er hatte ja auch Grund zur Freude. Er war groß und durfte Kaffee trinken aus Tassen, die auf einem blauen Deckchen auf den Untertassen ruhten. Wahrscheinlich würde ihm das dumme Lächeln ganz schnell vergehen, wenn er auch diese Fettaugen-Milch bekommen würde.

Zum Essen gab es Käsekuchen.

„Ich habe uns heute etwas richtig Gutes gegönnt. Käsekuchen von meinem Lieblingskonditor", sagte die Tante.

„Sind da Rosinen drin?", fragte ich.

„Natürlich. Dieser Kuchen hat Qualität, Coline."

„Ich mag keine Rosinen", sagte ich und verschränkte die Arme vor der Brust.

Tante Anna-Luisa hörte auf, den Kuchen zu schneiden, und stemmte beide Hände in die Hüfte.

„Na, da hört doch wohl alles auf! Es wird gegessen, was auf den Tisch kommt. Und ein paar Rosinen haben noch niemandem geschadet."

„Aber Anna-Luisa, wenn sie doch nicht mag", versuchte Opa mir zu helfen. Opa war lieb. Er wusste, dass mir von Rosinen schlecht wird. Aber er kannte die Tante schlecht. Jetzt schimpfte sie mit Opa.

„Und du, Heinrich? Du unterstützt das auch noch, wie? Kein Wunder, dass Coline so verwöhnt ist. Sie sollte mal ein paar Tage bei mir wohnen, dann würde sie schon sehen, wie man sich benimmt."

Das war die schlimmste Vorstellung überhaupt. Hier waren bestimmt noch nicht einmal Moose erlaubt, so ordentlich wie alles war.

Aus Angst, bei der Tante bleiben zu müssen, kniff ich die Augen zu und steckte einen großen Bissen Kuchen in den Mund. Ich hätte ihn ganz hinunterschlucken müssen. Denn als ich vorsichtig kaute, spürte ich eine Rosine im Mund. Es war widerlich. Schnell runterschlucken, dachte ich, doch es ging nicht. Es klebte wie Pappe in meinem Mund. Also griff ich nach der Tasse und schüttete den ganzen Inhalt in meinen Mund. Das war zu viel. Ich merkte, wie mir alles hochkam und dann passierte das schreckliche. Ich prustete Milch-Kuchen-Spucke-Brei auf den Tisch, ließ vor Schreck die dumme Tasse fallen und hörte, wie Tante Anna-Luisa laut kreischte.

„Mein Herz!", schrie sie.

Ich musste mich übergeben. Ich presste die Hand vor den Mund und lief so schnell ich konnte zur Toilette. Zum Glück erreichte ich die Toilette, ehe alles herauskam. Dann ging es mir besser.

Da bekam ich riesige Angst. Was, wenn ich Tante Anna-Luisa jetzt umgebracht hatte? Mama sagt, dass alte Leute sterben, wenn sie was mit dem Herzen haben. Deshalb dürfen sie sich nicht aufregen oder erschrecken. Und die faltige Tante war bestimmt sehr, sehr alt.

Ich bekam ein ganz fürchterlich schlechtes Gewis-

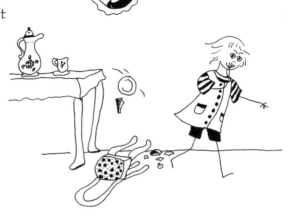

sen. Und dann musste ich lachen. Viel lieber hätte ich geweint, aber mein Mund lachte. Ich drückte mir das Handtuch vor den Mund und lachte hinein, damit es niemand hört. Ich musste daran denken, wie die Tante wohl tot aussehen würde. Wie sie am Boden liegen würde, den Arm mit ausgestrecktem, dünnem Zeigefinger hoch erhoben und wie die Zunge noch gerade über die Lippen schlecken wollte. Können Tote überhaupt noch den Arm hochhalten? Das musste ich mal Opa fragen.

Aber eigentlich war das gar nicht lustig. Tot sein ist nie lustig, sagt Opa. Auch wenn man den Toten eigentlich gar nicht mag.

Ich setzte mich auf den Klodeckel und wartete. Gleich würde der Leichentransporter kommen und die Tante wegbringen. Dann könnten wir endlich nach Hause fahren. Ich wartete und wartete. Ich zählte die Kacheln auf dem Fußboden und als ich damit fertig war, noch die Kacheln an den Wänden und anschließend die rosafarbenen Rosen darauf. Das hätte ich eigentlich auch ausrechnen können, denn auf jeder Kachel waren exakt vier Rosen. Aber zählen machte mehr Spaß und ich musste ja eh auf den Leichentransporter warten.

Auf einmal klopfte es an die Tür.

„Sind sie da?", rief ich.

„Wer ist da?", Das war Opas Stimme. „Coline, alles klar? Darf ich reinkommen?"

Ich nickte.

Opa kam nicht rein.

„Ist was? Soll ich Mama holen?"

„Nein, es ist alles gut. Ich warte."

„Und warum darf ich nicht reinkommen?"

„Du kannst doch reinkommen", sagte ich, sprang vom Toilettendeckel und öffnete die Tür. „Ich hatte doch genickt, Opi."

„Das habe ich durch die verschlossene Tür nicht gesehen", sagte Opa.

„Habt ihr sie denn schon angerufen? Und wann kommen sie?", fragte ich. Ich musste ganz genau wissen, wie lange wir noch hier bleiben würden.

„Wen angerufen? Wer soll kommen?", fragte Opa.

„Na, ihr müsst doch so Leute anrufen vom Leichentransport."

„Bitte?", Opa schüttelte den Kopf und sah mich mit offenem Mund an. Ich erklärte es ihm.

„Wenn jemand tot ist, muss er doch weggebracht werden. Oder nicht?"

„Doch, schon. Aber hier ist niemand tot."

„Doch!"

Hatte Opa das auf dem Weg zur Toilette schon wieder vergessen? Es wurde wirklich immer schlimmer mit ihm.

„Die Tante ist doch tot!", erinnerte ich ihn.

Und da lachte Opa. Fand er es also auch komisch, wie Tante Anna-Luisa mit erhobenem Zeigefinger am Boden lag?

„Sie ist nicht tot", sagte Opa schließlich.

„Nein?"

„Nein. Aber sie weint, Coline. Sie macht sich Vorwürfe, weil sie so streng war."

„Oh", sagte ich.

„Komm, wir gehen zu ihr. Sie will sich bei dir entschuldigen.

Ich schüttelte den Kopf.

„Ich kann nicht. Mir ist schlecht."

„Ach, Colinchen. Da musst du jetzt durch. Sei ein braves Mädchen, ja?"

„Ich kann nicht. Ich hab Angst."

Es ist viel leichter, es geschimpft zu bekommen, als wenn sich ein Erwachsner bei einem entschuldigt. Zum Glück mochte die Tante auch keine Entschuldigungen. Als Opa und ich zurückkamen, stand sie auf und ging mir entgegen. Sie streckte ihre Hand aus, zog sie aber gleich zurück, als ich in einigem Sicherheitsabstand stehen blieb.

„Coline, ich muss mich entschuldigen. Ich wusste nicht, dass das so schlimm für dich ist. Mir fehlt die Erfahrung mit Kindern."

Ich nickte. „Ist nicht schlimm", sagte ich ganz leise. Diesmal bestand die Tante nicht darauf, dass ich es lauter wiederholte. Sie hatte mir nun sogar ein Glas Saft und eine Scheibe Brot mit Käse hingestellt. Plötzlich war sie ganz nett. Das war richtig schön. Und ich durfte am Ende sogar alle ihre Hunde streicheln.

Mir ist jetzt eine Idee gekommen. Ich werde das von nun an immer so machen. Wenn Erwachsene dumm sind, laufe ich einfach zur Toilette und bleibe dort sitzen. Dann entschuldigen sie sich und sind ganz lieb. Das ist eine gute Idee. Nur komisch, dass da noch niemand vor mir drauf gekommen ist.

Warum man andere Menschen begrüßt

Menschen begrüßen andere Menschen meistens durch Händeschütteln, in die Augen sehen, Lächeln und „Hallo" sagen. Dabei halten sie ungefähr eine Armlänge Körperabstand. In anderen Ländern begrüßt man sich anders. In Frankreich zum Beispiel küssen die Menschen sich auf die Wange.

Wenn ein Mensch in ein Zimmer kommt, in dem (viele) andere Menschen sind, kann er auch einfach „Hallo" sagen, ohne jedem die Hand zu geben.

Sich begrüßen ist höflich und zeigt dem anderen Menschen, dass man ihn beachtet. Sich begrüßen ist eine Sitte. Das bedeutet, dass es üblich ist, sich zu begrüßen, dass fast alle Menschen das so machen.

Wenn du andere nicht begrüßt, denken sie vielleicht, dass du sie nicht magst. Sie könnten auch glauben, du bist unhöflich oder unerzogen. Vielleicht glauben einige sogar, dass du arrogant bist, also glaubst, dass du es nicht nötig hast, andere zu beachten. Das kann die Menschen wütend machen.

Versuche, andere Menschen zu begrüßen. Sie werden dann einen guten Eindruck von dir bekommen.

Warum man Menschen anlächelt

Menschen wollen, dass andere Menschen sie mögen. Wenn du jemanden anlächelst, denkt er, dass du ihn magst. Er denkt auch, dass du gute Laune hast und ein höflicher Mensch bist. Menschen mögen fröhliche und höfliche Menschen.

Das bedeutet nicht, dass du ständig lächeln sollst. Das wirkt übertrieben und wird andere eher stören.

Man lächelt zum Beispiel in folgenden Situationen:

* wenn man jemanden begrüßt,
* wenn man jemandem zuhört und zeigen will, dass man ihn versteht, also weiß, was er fühlt,
* wenn man jemandem einfach nur zeigen will, dass man ihn mag.

Du könntest versuchen, in diesen Situationen andere anzulächeln. Sie werden sich wohl fühlen und dich wahrscheinlich auch anlächeln. Wenn dich jemand anlächelt, wirst du dich vielleicht gut fühlen.

Wenn man einen Herzschlag (= Herzinfarkt) bekommt

Einen Herzschlag kann man bekommen und daran sterben. Wenn das Herz nicht mehr so gut durchblutet wird und Zellen dadurch absterben, kann man einen Herzinfarkt bekommen. Der Mensch, der einen Herzschlag hat, hat starke Schmerzen und kippt häufig um. Wenn niemand kommt, um ihn zu retten, kann er daran sterben.

Manchmal sagen aber auch Leute, die sich ärgern, sie würden gleich einen Herzschlag bekommen. Sie meinen damit, dass sie sich gerade sehr aufregen und wütend sind.

Es kann aber auch sein, dass jemand sagt, er bekommt einen Herzschlag, wenn er sich sehr erschreckt. Wenn du zum Beispiel deine Mutter von hinten anspringst oder laut „Buh" rufst, dann sagt sie vielleicht, sie hätte fast einen Herzschlag bekommen. Das ist dann nur eine Redewendung, um den Schrecken auszudrücken.

Warum andere nicht einfach wissen, was man denkt oder tut

Die meisten Menschen wissen nicht ganz genau, was ein anderer Mensch denkt oder fühlt, selbst dann nicht, wenn sie ihn sehen. Die Gedanken, die ein Mensch im Kopf hat, sind ja nicht laut. Menschen können aber im Gesicht, am Körper und an der Stimme merken, wie sich jemand fühlt.

Wenn wir einen Menschen nicht ansehen können, dann wissen wir auch nicht, was dieser Mensch gerade denkt. Wenn jemand in einem anderen Zimmer ist, wissen wir auch nicht, was er gerade tut.

Wenn du also in deinem Zimmer bist und etwas tust oder denkst, dann kann deine Mama (oder jede andere Person) nicht wissen, was du tust oder denkst. Sie könnte nur erfahren, was du tust, wenn sie auch in deinem Zimmer wäre. Deine Mama kann auch nicht wissen, dass du etwas in der Schule erlebt oder auf dem Nachhauseweg gesehen hast. Sie war schließlich nicht dabei!

Wenn du willst, dass deine Mama genau weiß, was du denkst oder was du erlebt hast, dann solltest du ihr das erzählen.

Wie erkenne ich die Gefühle von Menschen in ihrem Gesicht und an ihrem Körper?

Fröhlich
Wenn die Mundwinkel nach oben gezogen sind, der Mund also aussieht wie ein U, dann ist eine Person fröhlich oder glücklich. Sie lächelt oder lacht. Lacht sie herzhaft, sind die Zähne zu sehen. Die Augen werden beim Lachen zusammen gezogen und werden schmaler.

Menschen, die fröhlich sind, hüpfen vor Freude manchmal hoch und runter, ihr Körper ist entspannt und ab und zu sieht man sie auch tanzen. Die Arme werden dabei hoch und runter gewirbelt.

Traurig
Sind die Mundwinkel dagegen nach unten gezogen, dann sieht der Mund aus wie ein umgedrehtes U. Die Person ist dann wahrscheinlich traurig. Bei Trauer kommen Tränen aus den Augen. Das ist eine salzige Flüssigkeit, die aus den Augen die Wangen hinab kullert. Die Stirn zeigt bei Trauer Falten und die Augen stehen auch enger zusammen.

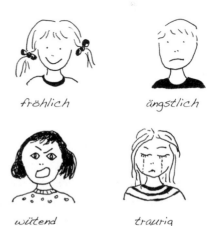

fröhlich

ängstlich

wütend

traurig

131

Wenn jemand traurig ist, hat er den Kopf oft nach unten gesenkt und die Schultern hängen auch herab. Vielleicht hält er den Kopf mit den Händen fest. Dann geht es ihm ganz schlecht.

Wütend
Wenn jemand wütend ist, dann kneift er den Mund fest zusammen oder schreit laut. Die Augenbrauen gehen wie ein V zueinander und die Stirn ist in Falten gelegt. Wütende Menschen werden manchmal rot im Gesicht oder schwitzen sogar vor Zorn. Sehr wütende Menschen ballen die Fäuste und recken ihre Arme der Person entgegen, auf die sie wütend sind.

Ängstlich
Bei Angst kräuselt sich die Stirn, die Augen sind weit aufgerissen und der Mund steht meistens offen. Vor Angst erstarren manche Menschen, sie können sich dann nicht mehr bewegen. Oder sie schreien sehr laut und rennen weg. Manchmal klappern vor Angst die Zähne. Viele Menschen halten sich die Faust vor den Mund, wenn sie Angst haben.

Was in einer Situation klappt, klappt auch in einer anderen?

Kinder weinen manchmal, damit ihre Mama ihnen etwas kauft. Manchmal funktioniert das. Sie versuchen dann, zu Hause wieder zu weinen, damit ihre Mutter ihnen etwas gibt, zum Beispiel einen Keks. Das könnte dann wieder klappen. Wenn das Kind dann aber ein drittes Mal weint, damit die Mutter ihm auch noch Schokolade gibt, dann kann es sein, dass es nicht mehr funktioniert. Die Mutter sagt sich dann vielleicht, dass es ihr jetzt reicht. Sie hat genug von dem Weinen und merkt, dass das Kind immer weint, um etwas zu bekommen.

Wenn du also etwas mehrmals tust, um etwas zu erreichen, kann es sein, dass nicht immer das passiert, was du dir vorgestellt hast. Nicht immer geschieht dasselbe, obwohl man sich gleich verhält. Menschen reagieren zum Beispiel an verschiedenen Tagen unterschiedlich. Deine Mama hat vielleicht heute Lust, dir ein Eis zu kaufen, aber morgen nicht.

Wenn du nicht verstehst, warum etwas an einem Tag nicht klappt, was an einem anderen Tag schon mal funktioniert hat, dann frage einfach:

„Ich möchte ... (sage, was du möchtest). Warum bekomme ich es nicht?"

Die Antworten werden dir helfen herauszufinden, wie du dir einen Wunsch erfüllen kannst. Sie helfen dir aber auch dabei zu verstehen, wann es besser ist, darauf mal zu verzichten.

12   Die Weihnachts-Ente

24. Dezember 2001
(Coline, 11 Jahre)

 Liebes Tagebuch,

heute war vielleicht ein Tag! Also, eigentlich war ja Weihnachten, genauer gesagt Heilig Abend. Aber eigentlich auch wieder nicht. Herrje, ich weiß es selbst nicht mehr.

Ich bin ganz verwirrt.

Heute Morgen war alles noch so, wie es zu Weihnachten zu sein hat. Es begann mit einem feinen Frühstück. Opa war früh aufgestanden und hatte frischen Orangensaft gepresst, Mama hatte Brötchen gekauft und ich habe für jeden ein Ei gekocht. Ganz alleine! Und die Eier waren perfekt, genau richtig weich, so wie Weihnachts-Frühstückseier sein müssen. Mama war auch nicht böse, dass ich bei den ersten Versuchen sechs Eier zu hart gekocht habe. Die wird sie morgen für den Kartoffelsalat verwenden.

Nach dem Frühstück mussten wir den Weihnachtsbaum schmücken. Das ist eine Weihnachtsregel. Opa hatte den größten Tannenbaum gekauft, den es gab. Ein Weihnachtsbaum muss unbedingt bis zur Decke reichen. Sonst ist es kein richtiger Weihnachtsbaum.

Zum Händler bin ich mitgefahren. Das war auch nötig. Denn Opa wollte zuerst eine der kleineren Tannen nehmen. „Die tun's auch", meinte er. Opa hat doch keine Ahnung von Weihnachtsbäumen! Ich zeigte ihm, welchen Baum wir nehmen mussten.

„Der ist viel zu groß, wirst schon sehen", murmelte Opa. Er war aber lieb und kaufte die Weihnachtstanne.

Der arme Baum hatte bis heute Morgen draußen auf der Terrasse stehen müssen. Erst dann hat Opa ihn rein ins Warme geholt. Mama und ich halfen ihm, den Baum im Wohnzimmer senkrecht hinzustellen.

„Schratsch!"

„Oh nein!", rief Mama, als die Spitze des Baumes die weiße Zimmerdecke streifte. „Jetzt hat er uns einen grünen Streifen gemacht. Der geht bestimmt nie mehr weg."

Opa schnaubte. „Hab ich's nicht gesagt? Zu groß! Viel zu groß!"

Na ja, ich hatte mich eben ein bisschen verschätzt. Der Baum hing nun schräg eingeklemmt zwischen Decke und Fußboden. Zum Aufstellen war er wirklich zu groß. Und das schlimmste war: Der Baum klemmte fest! Mama drückte von der einen Seite und Opa zog von der anderen, dann fiel der Baum schließlich mit einem lauten „Rumms" noch zu Boden. Zum Glück ist er dabei nicht kaputt gegangen.

„Musst du eben unten ein Stück abschneiden", riet ich Opa.

Opa wollte lieber die Spitze abschneiden. „Da muss ich weniger sägen."

„Nicht die Spitze", schrie ich.

Ein Weihnachtsbaum OHNE Spitze, das geht doch nun wirklich nicht, oder?

Opa sah das dann auch ein. Er brauchte eine halbe Stunde, bis er unten ein Stück Stamm abgesäbelt hatte. Dann stellte er endlich den Baum auf.

Nun ging es weiter. Die Schachteln mit Weihnachtskugeln und dem Holzschmuck hatte Mama wie jedes Jahr in Reih und Glied im Flur ausgelegt. Ich zählte nach. Es waren alle da. Ich öffnete alle Schachteln und legte die Deckel Seite an Seite zu dem jeweiligen unteren Schachtelteil. Dann konnte geschmückt werden.

Opa sollte wie immer als erstes die Lichterkette anbringen. Das war seine Aufgabe. Als endlich alle Kerzen am Baum hingen, steckte ich den Stecker in die Steckdose. Das war meine Aufgabe.

„Schön", sagte Mama, als die Kerzen leuchteten.

Und da passierte es! Die oberste Kerze, die den Stern erleuchten sollte, ging aus. Einfach so. Mama räusperte sich und Opa knurrte leise. Doch das half nichts. Sie blieb aus. Ich zog den Stecker wieder raus, steckte ihn wieder ein. Die Kerze blieb erloschen.

Es war furchtbar. Opa holte einen Stuhl und fummelte und drehte an der Kerze herum. Es half alles nichts. Sie wollte nicht mehr.

„Und jetzt?", flüsterte ich.

„Ich habe doch noch die Ersatzlichterkette von Tante Trude", begann Mama, aber ich schrie gleich dazwischen: „Eine andere Lichterkette? Das geht nicht! Es muss diese sein. So wie immer!"

Diese Lichterkette gehörte doch dazu, wie konnte Mama nur auf so eine Idee kommen? Das war ja so, also wollte man anstelle des Jesus-Kindchens ein Anna- oder Kathrin-Kindchen in die Krippe legen.

Da hatte Opa eine Idee. Er drehte einfach die kaputte Glühbirne heraus und steckte dafür eine Wachskerze in die Halterung.

„Das ist doch viel romantischer", erklärte er. „An die Spitze kommt eine echte Kerze. Die leuchtet dann genauso schön wie ein echter Himmelsstern."

„Und wenn sie mir die Decke voll rußt? Das gefällt mir nicht", jammerte Mama.

Mama mit ihrer blöden Decke. Als ob das wichtig wäre.

„Super, Opa. So machen wir es!", rief ich schnell und hüpfte um Opa herum.

Mama ging ohne ein weiteres Wort zu sagen aus dem Wohnzimmer und knallte die Tür zu.

„Oh weh", murmelte Opa.

Warum freute er sich nicht? Weihnachten konnte doch jetzt kommen.

Ich hängte ganz genüsslich Kugel für Kugel auf. Opa musste mir die ganze Zeit dabei zuschauen und wir hörten dazu eine CD mit meinen Lieblingsweihnachtsliedern.

Da dachte ich noch, es würde alles gut werden. Aber ich hatte mich geirrt.

Am Nachmittag passierte das Schlimmste, was an Weihnachten nur passieren kann. Mama war in der Küche und stieß einen Schrei aus. Opa und ich waren sofort da. „Was ist passiert?", rief Opa. Mama riss den Backofen auf und eine dunkle Rauchwolke stieg auf. „Mir ist die Weihnachtsente verbrannt", sagte Mama. „Ich habe den Backofen versehentlich zu hoch eingestellt."

„Oh weh", murmelte Opa zum zweiten Mal an diesem Tag und schaute mich an. Meine Lippen zitterten.

„Was heißt das?", fragte ich.

Opa biss sich auf die Lippen.

„Wir werden dieses Jahr wohl etwas anderes essen müssen", sagte er.

„Nein!", schrie ich. Das geht doch nicht! Das war unmöglich. Dann war auch nicht Weihnachten. „Weihnachten ist nur, wenn Entenbraten ist", rief ich.

„Quatsch!", schrie Mama. „Als ob Weihnachten damit etwas zu tun hätte. Weihnachten bedeutet etwas ganz anderes, nämlich …" – was sie sagen wollte, habe ich nicht mehr verstanden. In diesem Moment ging nämlich der Rauchmelder los und schrillte so fürchterlich, dass ich nur noch schreien konnte vor Schmerzen.

Opa schloss rasch den Backofen, um den restlichen Rauch einzusperren und Mama riss das Fenster auf. Mir war das jetzt zu viel. Immer noch schreiend lief ich in mein Zimmer.

Irgendwann hörte der Lärm auf. Ich konnte aufhören, mir die Ohren mit meiner Bettdecke zuzudrücken und hörte auf zu schreien. Opa kam in mein Zimmer.

„Ich habe die Batterie aus dem Rauchmelder genommen", sagte er. „Jetzt ist es besser, oder?"

Hatte der eine Ahnung! Nichts war besser.

„Die Ente!", schniefte ich.

Opa seufzte.

„Ich weiß, das ist schlimm."

Ich nickte.

„Wir müssen eine neue kaufen", sagte ich.

Opa stöhnte.

„Muss das wirklich sein? Wir können auch Steaks essen oder Putenbrustfilet oder …"

„Nein! Ente! Ente! Ente! Sonst ist nicht Weihnachten."

„Ach Colinchen", sagte Opa und setzte sich aufs Bett.

Opa sollte sich nicht setzen, er sollte zum Auto stürmen und losfahren.

„Komm schon, Opi", sagte ich und rannte zur Tür. Jetzt hatte Opa keine Wahl mehr. Er musste mir hinterherlaufen.

„Wo wollt ihr denn hin?", fragte
Mama, als wir an ihr vorbei-
sausten. Das heißt, Opa
ging natürlich, er kann
nicht mehr laufen, dafür
ist er zu alt.

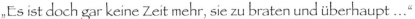

„Weihnachten ret-
ten", sagte ich.
„Coline will eine
neue Ente kaufen",
sagte Opa.
„Das ist doch
Quatsch", rief Mama.
„Es ist doch gar keine Zeit mehr, sie zu braten und überhaupt …"

Ich schrie dann so lange und so laut, dass Mama nur die Schultern zucken und wieder in ihrer blöden Küche verschwinden konnte.
Dann fuhren wir los zum Supermarkt. Es war schrecklich. Alle Fä-
cher mit Festtagsbraten waren im Tiefkühlregal leer. Alle! Wer hatte
das denn alles gekauft? Da sah ich eine dicke Frau, die den letzten
Entenbraten in ihrem Einkaufswagen hatte. Das war die Rettung! Ich
flitzte zu ihr hin und griff den Braten in ihrem Wagen. Die Frau schrie
auf und hielt mich ganz fies am Jackenärmel fest.

„Moment! Was soll das? Das ist mein Braten!"

„Nein. Das ist unserer. Und überhaupt, sie sind auch so fett genug", sagte ich.

„Nun ist es aber gut", schrie Opa. Sein Kopf wurde ganz rot und
seine Lippen zitterten. So hatte ich ihn noch nie erlebt. Er schien
sich sehr aufzuregen über diese freche Frau.

„Coline Meier! Leg sofort den Braten zurück. Wir fahren nach
Hause, auf der Stelle. Und wenn ich noch ein Wort von dir höre, gibt
es heute kein Weihnachten mehr."

„Ohne Ente gibt es das sowieso nicht", schrie ich. Dann knallte
ich den blöden, kalten Braten auf den Boden. Sollte die Frau sich
doch ruhig verrenken mit ihrem dicken Bauch, wenn sie ihn aufheben
wollte.

Ich weinte noch die ganze Fahrt nach Hause. Opa sagte kein Wort. Zu Hause sprang ich sofort aus dem Auto und rannte in mein Zimmer. Dort bin ich jetzt immer noch. Einmal kam kurz Mama rein. Sie versuchte, wieder alles gut zu machen. Aber heute ist nichts mehr gut zu machen. Es sollte Weihnachten werden und jetzt war nichts. Nur Müll.

Mama nervte richtig. Sie ist manchmal so dumm. Sie sagte dauernd so Sachen wie „An Weihnachten ist die Ente doch gar nicht das, was zählt. Es kommt auf etwas ganz anderes an."

Davon wollte ich nichts hören und habe mir wieder die Bettdecke vor die Ohren gedrückt und geschrien.

Vielleicht hat Mama aber doch recht. Vielleicht gibt es wirklich noch etwas anderes, was an Weihnachten wichtig ist. Zum Beispiel das Tannenbaumschmücken. Oder dass der Baum bis zur Decke reicht. Und dass man immer die gleiche alte Lichterkette benutzt und beim Schmücken die Kartons in einer geraden Reihe auf dem Boden aufstellt. Ja, das ist auch alles wichtig, sehr wichtig sogar.

Ich glaube, ich gehe jetzt doch runter. Es riecht ganz gut. Nach Fritten und Putenschnitzeln. Vielleicht kann man das ja trotzdem heute essen, obwohl eigentlich Weihnachten ist.

Warum feiert man Weihnachten?

Zu Weihnachten macht man ganz besondere Sachen: Die meisten Menschen holen sich einen Tannenbaum ins Haus und schmücken ihn. Oft hört und singt man auch Weihnachtslieder und es gibt ein besonders leckeres Essen. Außerdem schenkt man sich gegenseitig etwas. Für viele Kinder ist das das Wichtigste an Weihnachten.

Das alles ist aber nicht der Grund, warum man Weihnachten feiert. Man feiert es, weil man glaubt, dass vor vielen, vielen Jahren an diesem Tag Jesus Christus geboren wurde. Jesus Christus ist für viele Menschen der Sohn Gottes. Weil er so wichtig für die Menschen ist, feiert man noch heute seinen Geburtstag.

139

Jesus hat alle Menschen geliebt. Zu Weihnachten erinnert man sich daran und ist besonders nett zu anderen. Daher nennt man Weihnachten auch das *Fest der Liebe.*

Warum bekommt man Geschenke zu Weihnachten?

Geschenke hat es für Kinder nicht immer zu Weihnachten gegeben. Das gibt es erst seit etwa 500 Jahren. Dass Kinder beschenkt werden, geht auf den heiligen Nikolaus von Myra zurück. Das war ein sehr gläubiger Mann, der viele gute Taten vollbracht hat. So hat er zum Beispiel arme Kinder beschenkt.

Am 6. Dezember vor vielen hunderten von Jahren ist er gestorben. Seitdem stellen die Kinder immer an diesem Tag ihre geputzten Stiefel vor die Tür. Manche Kinder stellen anstelle von Stiefeln auch einen Teller raus. Wie der Heilige Nikolaus damals, schenken heute die Eltern den Kindern eine Kleinigkeit. Sie legen ihnen zum Beispiel Nüsse, Süßigkeiten oder kleine Geschenke in den Stiefel bzw. auf den Teller. Darüber freuen sich die Kinder sehr!

Was darf man sagen, wenn man sich über eine Person ärgert und was nicht?

Manchmal ärgert man sich über jemanden. Vielleicht findet der andere etwas gut, was man selbst ganz doof findet. Oder er sagt Dinge, die einen ärgern. Das kann einen wütend machen.

Hier ist eine Liste von Wörtern und Sätzen, die du zu jemandem sagen darfst, wenn du dich über ihn ärgerst:
* *Das finde ich jetzt nicht so gut!*
* *So geht das nicht!*
* *Moment 'mal, das müssen wir jetzt aber dringend besprechen!*
* *Damit habe ich jetzt ein großes Problem!*
* *Damit bin ich nicht einverstanden!*
* *Das finde ich jetzt doof, blöd, unmöglich usw.*
* *Das ärgert mich jetzt gewaltig!*

Merke: Wenn du auf jemanden wütend bist, dann darfst du auf keinen Fall etwas Negatives über dessen Äußerlichkeit sagen!

Also nichts dazu, ob derjenige dick ist oder eine hässliche Brille trägt. So etwas wie „Du blöde fette Kuh" wäre sehr verletzend. Die Person will dann vielleicht nie wieder etwas mit dir zu tun haben.

Handlungen, die auch verboten sind, wenn man sich über jemanden ärgert, sind folgende:
• andere treten
• andere hauen
• andere schubsen, kneifen, würgen usw.
• gemeine Schimpfwörter sagen

Wenn du nicht weißt, welche Schimpfwörter gemein sind, frage deine Eltern oder Lehrer. Sie werden dir helfen herauszufinden, welche Wörter man auf keinen Fall zu anderen sagen darf. Du möchtest ja auch nicht, dass man dir weh tut oder etwas sehr Fieses zu dir sagt!

13   Die passende Kleidung finden

12. Oktober 2002
(Coline, 12 Jahre)

    Liebes Tagebuch,

letzte Woche in der Schule bin ich ausgelacht worden. „Guck doch mal, was die anhat", haben einige Mädchen aus meiner Klasse gerufen und ganz deutlich auf mich gezeigt. Ich wusste gar nicht, was los war. Ich hatte an diesem Tag Mamas alten Kuschelpulli angezogen, den, den sie schon aussortiert hatte und wegwerfen wollte. Dabei kann man so etwas doch nicht wegwerfen! Der Pulli ist doch so schön weich getragen und riecht so fein nach Mama. Ich drückte mir einen der langen Ärmel vor die Nase, um den Geruch einzusaugen. Und dann das: „Wie sieht die denn aus?", riefen sogar einige Jungen. Das verunsicherte mich und ich fühlte mich unwohl.

Zu Hause erzählte ich Opa davon.

„Ich verstehe das nicht, Opi. Ich hatte doch meinen Lieblings-Kuschelpulli an. Du weißt schon, den langen, den ich von Mama bekommen habe."

Ich hatte gedacht, dass Opa jetzt so etwas sagt wie „Ach, die anderen haben doch keine Ahnung! Hör nicht drauf, die reden immer so ein dummes Zeug." Aber nein. Opa knabberte mal wieder so beunruhigend lange an seiner Unterlippe und dann hatte er eine ganz blöde Idee. Opa will, dass wir einkaufen gehen! Aber nicht in den Supermarkt, um Ketchys Ketchup zu kaufen, und längst nicht in das Bastelgeschäft, um neuen Kleber zu kaufen, mit dem ich meine Moose ins Album einkleben kann. Nein. Er will, dass wir Kleidung kaufen!

„Kann das denn nicht Mama machen? Sie kauft doch sonst auch alles für mich ein", sagte ich.

„Ich glaube, Coline, es wäre ganz gut für dich, einmal selbst mitzukommen", sagte Opa. „Dann kannst du dir selbst etwas aussuchen."

Opa verstand gar nichts. Aussuchen macht doch keinen Spaß, aussuchen ist harte Arbeit. Opa sagte noch mehr blöde Dinge. Er erzählte, dass wir zum Einkaufen in die Stadt fahren müssten, und dort in so ein Ding gehen, das Boutique heißt. Komisches Wort. Opa sagt, dass komme aus dem Französischen. Was es bedeutet, weiß er aber auch nicht. Er weiß aber, dass es dort etwas zum Anziehen gibt. Igitt. Dort ist es bestimmt schrecklich langweilig. Ein ganzes Geschäft nur mit Sachen zum Anziehen, kein Ketchys Ketchup, keine Alben für Moose und noch nicht einmal Bücher. So hat Opa es jedenfalls beschrieben.

Vielleicht hatte ich Glück und Opa vergaß es wieder. Leider nicht. Diesmal hatte Opa ein sehr gutes Gedächtnis. Am Freitag kündigte er gleich beim Frühstück an:

„So, Coline, morgen fahren wir einkaufen."

„Wohin?", fragte ich.

„In die Boutique. Das haben wir doch schon geklärt."

Nichts hatten wir geklärt. Nur Opa hatte geredet.

„Warum müssen wir dorthin?", fragte ich und hoffte, dass er zumindest das vergessen haben könnte. Mama mischte sich nun ein. Dabei hatte sie damit doch gar nichts zu tun.

„Weil du neue Pullover brauchst. Und ganz dringend einen gefütterten Mantel für den Winter. Und eine neue Hose und ein paar warme Stiefel."

„Ich habe das doch schon alles!", rief ich. Und das stimmte ja auch. Ich habe einen Mantel, genug Hosen (auch wenn die manchmal etwas am Bauch kneifen, aber dann lässt man den obersten Knopf eben offen) und Gummistiefel habe ich auch. „Außerdem kann man Mäntel gar nicht füttern. Die haben nämlich gar keinen Mund zum Essen. So!"

„Coline, nun sei nicht albern. Das passt alles nicht mehr richtig. Sei lieber froh, dass Opa mit dir fährt. Andere Mädchen würden sich freuen, sich etwas zum Anziehen aussuchen zu dürfen."

„Dann sollen doch die anderen Mädchen fahren. Wenn die das so toll finden. Oder fahr du doch. Du findest doch auch immer toll, was andere toll finden."

„Herr Gott, Coline, ich muss arbeiten. Außerdem sollen dir die Sachen gefallen."

„Gefallen mir aber nicht. Ich mag nur Sachen, die ich kenne und die nach Coline riechen."

Opa und Mama blieben hart. Also musste ich wohl oder übel mit in die Stadt fahren.

„Nun mach schon, Coline, wir wollen los", drängte Opa am nächsten Morgen.

„Ich bin doch fertig."

„So? So kannst du doch nicht fahren."

„Warum nicht? Ich bin schon oft so gefahren."

Ich hatte meinen Lieblingsrock mit meinen Lieblingssandalen und ein grünes T-Shirt an. Bis jetzt hat Opa das noch immer gut gefunden.

„Coline, hast du mal auf das Thermometer geguckt? Wir haben 5 Grad draußen. 5 Grad!"

„Na und?"

„Da musst du dir etwas Warmes anziehen. Herrje, so holst du dir den Tod."

„Wie kann man sich denn einen Tod holen? Ich dachte, der kommt von alleine, wenn man so alt ist wie du?"

Opa atmete tief durch. Das macht er immer, wenn er weiß, dass ich Recht habe und er dummes Zeug redet. Also setzte ich mich so, wie ich war, ins Auto.

In der Stadt waren viele Geschäfte, in denen es Kleidung gibt. Alles Boutiquen. Ich wollte es schnell hinter mich bringen und stürmte in die erste rein. Opa kam mir hinterhergelaufen. Er schnaufte, so sehr hatte er sich beeilt.

„Coline, nun bleib mal stehen."

„Was ist denn?"

„Das ist nicht das richtige Geschäft."

„Doch. Hier gibt es Kleidung."

„Ja, für Frauen mit Übergrößen. Komm raus hier. Wir brauchen ein Geschäft mit Kindersachen."

„Ich bin kein Kind mehr! Das sagst du selbst immer, wenn du nicht mit zum Zahnarzt kommen willst. Du sagst dann: ,Coline, du bist schon groß, da geht man alleine ins Behandlungszimmer.'"

„Ja, ja. Aber du bist auch noch keine Frau."

„Nein. Frau bin ich auch nicht."

„Du bist eine Jugendliche, ein Teeny. Ja, Teeny nennt man das heutzutage."

„Quatsch! Ich sag dir, was ich bin: Ich bin Coline. Einfach nur Coline.

„Aha. Gut. Dann brauchen wir eben ein Geschäft mit Coline-Sachen."

„Das gibt's nicht. Denn Coline mag nichts zum Anziehen."

Opa hörte gar nicht mehr zu. Er starrte jetzt in das Fenster von einem anderen Geschäft. Hinter der Glasscheibe hatten sie große Puppen aufgestellt, denen sie Menschenkleidung angezogen hatten. Total bescheuert so etwas. Als wären die Puppen Menschen. Opa nickte.

„Hier sind wir richtig."

Woher wollte Opa das denn schon wieder wissen? Er trabte einfach los ins Geschäft und ich musste hinterher, da ich Opa sonst verlieren würde. Und es war eine Regel, dass ich in der Stadt Mama oder Opa nie verlieren durfte. Sonst würde ich mich verlaufen und nie wieder nach Hause zurückfinden. Und dann würde ich nie wieder meine Moose sehen. Und weil das so schrecklich war, lief ich lieber ganz schnell in das grelle Innere des Geschäfts.

In dem Geschäft waren ganz viele drehbare Gerüste, an denen Sachen hingen. An einem nur Hosen, an einem anderen Gestell Pullover und so weiter. Auch an den Wänden hing überall Kleidung. Es war fürchterlich voll. Wie kann man sich nur in einem Zimmer mit so viel Kleidung wohl fühlen?

Opa fühlte sich anscheinend wohl. Er drehte eifrig an den Ständern und zog ab und zu etwas heraus. Manche Teile legte er sich über den Arm. Ich zählte mit: Zwei Hosen und drei Pullover lagen da, als er fertig war.

„Gehen wir jetzt?", fragte ich.

„Ja, wir gehen jetzt anprobieren. Da hinten sind die Kabinen."

Opa zeigte auf eine Ecke des Raumes, in der zwei Rechtecke mit Vorhängen abgetrennt waren.

„Du gehst jetzt in eine Kabine und ziehst die Sachen an, die ich für dich rausgelegt habe."

„Warum?"

„Damit wir sehen, ob wir sie kaufen können."

„Das sehe ich auch so", sagte ich. Ich schaute schnell drüber und sagte dann: „In Ordnung, kaufen. Und jetzt gehen wir."

„Nein, Coline, Du musst erst anprobieren. Sonst wissen wir nicht, ob es passt."

„Das wissen wir doch auch so. Es steht doch meine Nummer drin. Guck hier", ich zeigte Opa das Schild mit der Nummer und da sah ich, dass er die falschen Sachen gegriffen hatte. Man muss aber auch immer aufpassen, was Opa macht!

„Das ist falsch, Opa. Ich habe die Nummer 172. Da steht aber 176 drauf", erklärte ich ihm.

„Ja, du bist ja auch gewachsen."

„Kriegt man dann eine neue Nummer?"

„Ja. Und nun probier es an."

„Warte Opa, du hast das trotzdem falsch gemacht. Nach der 172 kommt die 173, jawohl."

Opa seufzte.

„Ja, beim Zählen schon. Bei Kleidung lässt man aber Zahlen aus. 176 ist schon richtig."

„Und warum lässt man Zahlen aus?"

„Ach Coline, das ist eben so."

„Du weißt das also auch nicht", stellte ich fest.

„Nein, ich weiß es nicht. Und nun geh zu den Kabinen. Bitte!"

Ich rümpfte die Nase.

„Ich sehe keine Kabinen."

„Coline Meier!", schrie Opa jetzt. Die Frau, die gerade so fleißig den Ständer mit Hosen drehte, schaute Opa jetzt an.

„Coline", flüsterte Opa. „Dort hinten siehst du die Vorhänge. Das sind die Kabinen."

Opa war aber auch dumm.

„Das sind keine Kabinen", informierte ich ihn. „Kabinen sind Räume, die man abschließen kann.
So wie im Schwimmbad."

„Wir sind hier aber nicht im
Schwimmbad. Hier sehen die
Kabinen anders aus."

„Doof sehen die aus. Und
sie sind gar nicht dicht."

Opa war jetzt sehr ge-
mein.

„Wir gehen hier nicht
eher raus, bis du alles
anprobiert hast."

„Du bist fies", rief ich.
„Ganz furchtbar fies."

Aber was blieb mir
anderes übrig? Ich
nahm also die blöden
Anziehsachen und
ging zu diesen Vor-

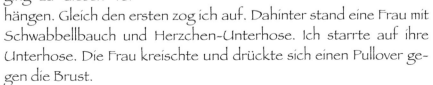

hängen. Gleich den ersten zog ich auf. Dahinter stand eine Frau mit
Schwabbelbauch und Herzchen-Unterhose. Ich starrte auf ihre
Unterhose. Die Frau kreischte und drückte sich einen Pullover ge-
gen die Brust.

„Unverschämt!", brüllte sie und zog den Vorhang wieder zu.

„Siehst du Opa. Das wird nichts."

„Die andere Kabine ist frei", sagte Opa.

„Und wenn nicht?"

„Da steht der Vorhang offen und man kann reinsehen. Sieh her,
niemand drin."

Ich ging also hinein und zog den Vorhang zu. Ich hatte es doch
geahnt. Kaum war es an der einen Seite richtig schön zu, lugte an
der einen Seite ein Stück Geschäftsraum hinein. Das ging nicht. Also
zog ich auch noch an der anderen Seite an dem Vorhang. So, jetzt

war diese Seite ebenfalls schön dicht. Ich wollte gerade meine Jacke ausziehen, da bemerkte ich, dass jetzt an der ersten Seite der Vorhang nicht richtig verschloss. Es war wie verhext: Zog ich hier, blieb da etwas frei, zog ich an der anderen Seite, dann war es umgekehrt.

„Opa!", rief ich schließlich verzweifelt.

„Komm raus, Coline, dann kann ich gucken, ob es passt."

Ich trat raus.

„Du hast ja gar nichts angezogen! Oder hast du dich schon wieder umgezogen? Ich muss doch gucken, wie es sitzt!"

„Ich konnte nichts anziehen", sagte ich. Mir stiegen die Tränen in die Augen.

Opa beugte sich zu mir runter.

„Was ist denn los, Colinchen?"

„Ich kann den Vorhang nicht zuziehen."

„Der war aber doch zugezogen!", rief Opa.

„Aber nicht richtig", sagte ich. Typisch. Opa merkt auch nie etwas. Der würde sich wahrscheinlich auch mitten im Geschäft nackig ausziehen.

„Immer war an einer Seite genug Platz, um rauszusehen. Also kann auch jemand reinsehen. Das ist eine Regel."

Opa leckte sich mit der Zunge über die Lippen.

„Das ist immer so bei diesen Kabinen. Es guckt aber niemand rein. Versprochen."

„Woher willst du das wissen? Das kannst du gar nicht wissen!"

Opa atmete tief durch.

„Ich habe eine Idee. Ich stelle mich vor die Kabine und halte den Vorhang an beiden Ecken fest."

„Und du wirst nicht heimlich reingucken, ja?"

„Versprochen!"

Ich zog die Nase hoch.

„Also gut", sagte ich langsam. „Wir können es ja mal ausprobieren."

Als ich jetzt zurück in die Umkleidekabine ging, zog Opa hinter mir den Vorhang zu und drückte ihn mit beiden Händen ganz fest an das Gestell. Ich überprüfte, ob man wirklich nirgends mehr reingucken konnte, dann zog ich erst mal langsam die Jacke aus. Dabei behielt ich den Vorhang fest im Auge. Sicher ist sicher.

„Coline, beeil dich, mir fallen gleich die Arme ab."

Opa war dumm. Als ob man sich beim Umziehen beeilen könnte. Dann zieht man nachher die Hose verkehrt herum an und muss alles neu machen. Außerdem war es doch überhaupt erst Opas Idee gewesen, dass ich die blöden Sachen anziehe.

Als ich fertig war, durfte Opa den Vorhang loslassen. Er wollte, dass ich aus der Kabine komme und mich vor ihm hinstelle. Dann musste ich mich auch noch umdrehen, damit Opa von allen Seiten gucken konnte. Und schließlich noch den Pullover etwas hochheben, damit Opa den Bund von der Jeans kontrollieren konnte. Er fühlte, ob sie zu eng war. War sie aber nicht. Endlich war Opa zufrieden.

„Passt", sagte er.

„Was heißt das?", fragte ich.

„Das heißt, dass wir die Sachen kaufen können. Wenn sie dir gefallen. Gefallen sie dir, Coline?"

Ich überlegte. Mochte ich die Sachen? Nein. Sie stanken. Und sie waren so hart und unbequem. Die Schilder daran kratzten. Ich hatte ja gleich gewusst, dass meine alten Sachen zu Hause am besten waren. Aber Opa hatte gesagt, dass ich etwas Neues haben müsste. Davor würden wir nicht nach Hause fahren. Besser also, dass mir schnell alles gefällt.

„Ist in Ordnung", sagte ich deshalb.

Opa atmete erleichtert durch. Dann hielt er wieder den Vorhang fest und ich konnte mir wieder meinen Lieblingsrock mit dem T-Shirt anziehen.

Opa bezahlte und wir gingen raus.

„Ist dir nicht kalt?", fragte er.

„Nö", sagte ich. Was heißt überhaupt kalt? Eis ist kalt. Und Metall ist manchmal kalt.

„Fahren wir jetzt nach Hause?"

„Noch nicht. Wir brauchen noch Schuhe."

Zum Glück geht Schuhe anprobieren leichter. Man braucht nur in die neuen Teile reinzuschlüpfen, Opa drückt vorne auf die Zehen und dann muss man warten, bis er sagt: „Passt! Magst du die?"

Ich nickte schnell und es war überstanden.

Geschafft.

„Magst du noch etwas zum Essen?", fragte Opa.

„Ein Eis", sagte ich.

„Bei den Temperaturen?"

Ich nickte. Eis kann man immer essen.

Ich nahm wie immer drei Kugeln Stracciatella. Dann gingen wir zurück zum Auto und fuhren endlich nach Hause. Die neuen Sachen brauchte ich erst mal nicht mehr anzusehen. Mama wollte alles waschen. Sie wäscht sowieso gerne. Ständig kommt sie an und will meine Anziehsachen waschen, obwohl sie gerade erst angefangen haben, so schön nach Coline zu riechen.

Kleidung einkaufen werde ich so schnell aber nicht mehr machen. Mir tut davon der Hals weh und husten muss ich auch. Opa sagt, dass sei, weil ich mich nicht warm genug angezogen hätte. Das stimmt aber nicht. Das liegt alles nur an diesen Boutiquen. Die machen einen krank. So ist das.

Wann zieht man was an?

In deinem Kleiderschrank gibt es verschiedene Kleidungsstücke. Du hast dort wahrscheinlich Unterwäsche, Strümpfe, Schlafanzüge oder Nachthemden, Jogginganzüge, T-Shirts, Hosen, Pullover, vielleicht Blusen oder Röcke, wenn du ein Mädchen bist.

Vielleicht weißt du manchmal nicht, was du zu welcher Gelegenheit anziehen solltest.

Was man anziehen sollte, hängt zum Beispiel vom Wetter ab. Ist es draußen kalt, muss man etwas Warmes anziehen, denn sonst kühlt der Körper aus und man kann krank werden. Das kann auch dann passieren, wenn man selbst nicht spürt, dass es kalt ist. An solchen Tagen muss man den dicken Wollpullover anziehen, warme Socken und Stiefel. Kalt ist es bei Minusgraden oder Temperaturen bis ungefähr 12° Celsius.

150

Ist es draußen je-
doch warm, ist ein
dicker Pullover nicht
geeignet. Darin wür-
de man fürchterlich
schwitzen und sich
sehr unwohl fühlen.
Auch den Füßen wird
es in dicken Strümp-
fen schnell zu heiß.
Daher kann man jetzt
ruhig die Strümpfe
weglassen und offene
Schuhe wie etwa San-
dalen anziehen. Man
kann bei einer Tem-
peratur von ca. 22°
an aufwärts T-Shirts
und Sandalen anzie-
hen.

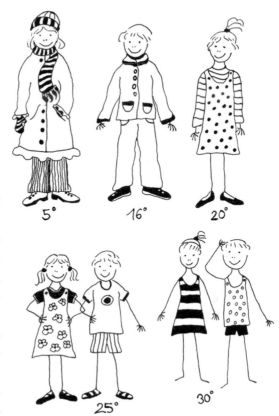

Du kannst deine El-
tern oder andere Per-
sonen nach der Tem-
peratur fragen, wenn du nicht weißt, was du anziehen sollst.
Wenn du das nicht möchtest, kannst du dir ein Thermometer
kaufen. Auf einen solchen Temperaturmesser kannst du dann
die Temperatur ablesen.

Kleidung muss zum Anlass passen

Wichtig ist auch, dass die Kleidung zum Anlass passt. Menschen mögen es, wenn andere Menschen zu bestimmten Gelegenheiten (zum Beispiel Geburtstage, Feiern) Kleidung tragen, die
für diese Gelegenheiten passend ist.

Wenn ein Paar heiratet, feiert es eine Hochzeit. Gäste, die dazu
eingeladen werden, tragen sehr feine Kleidung. Männer tragen
Anzüge mit Krawatten, Frauen tragen meistens Kleider oder Blusen, Röcke oder Hosenanzüge.

Wenn Kinder eine Geburtstagsfeier feiern, werden sie von ihren Eltern meistens auch ein bisschen festlich angezogen. Manche Mädchen ziehen dann ebenfalls Röcke an, andere kleiden sich in Jeans, aber tragen dazu ein hübsches T-Shirt oder einen besonders nett anzusehenden Pullover.

Die Menschen, die etwas feiern, freuen sich, wenn ihre Gäste sich für sie schön anziehen. Das macht Menschen glücklich und zeigt ihnen, dass ihre Gäste sie wertschätzen.

Du kannst deine Eltern fragen, was du anziehen solltest, wenn du zu einem bestimmten Anlass die passende Kleidung finden möchtest. Du könntest fragen:

„Ich möchte morgen _____ (nenne den Anlass, z. B. Geburtstag, Ausflug) *gehen. Was zieh ich dazu an?"*

Vielleicht kannst du dir die Sachen schon am Abend zusammensuchen. Dann ist es morgens weniger stressig.

Kleidung wechselt man am besten täglich

Vielleicht hast du ein Lieblingsoberteil oder du magst eine deiner Hosen besonders gerne. Deine Lieblingsteile würdest du am liebsten jeden Tag anziehen.

Menschen wechseln ihre Kleidung fast täglich. Das gilt vor allem für Unterwäsche, Socken und T-Shirts, denn diese müssen häufiger als andere Kleidungsstücke (zum Beispiel Jacken, Jeans) gewaschen werden. Sonst stinken sie. Wenn jemand stinkt, mag man mit ihm nichts mehr zu tun haben. Das ist der Grund, warum auch du nicht jeden Tag deine selben Lieblingssachen anziehen kannst.

Du kannst deine Eltern bitten, dir einen zweiten kuscheligen Pullover zu kaufen. Dann hast du zwei gleiche Pullover, aber man kann immer einen davon waschen.

Menschen wechseln ihre Kleidung aber auch deshalb fast täglich, um immer wieder aufs Neue gut auszusehen. Die meisten Menschen achten auf ihr Aussehen. Sie finden Kleidung wichtig, um einen positiven Eindruck bei anderen Menschen zu hinterlassen.

Wozu braucht man Umkleidekabinen und wie funktionieren die?

An vielen Orten gibt es Umkleidekabinen. Du findest sie zum Beispiel in Sporthallen oder im Schwimmbad. Bevor du in eine Turnhalle oder ins Schwimmbecken gehen darfst, musst du dich umziehen. Zum Turnen ziehst du dir Sportkleidung und geeignete Schuhe an. Bevor du im Schwimmbad ins Wasser gehen darfst, ziehst du dir Schwimmkleidung an. Dafür musst du dich nackig ausziehen. Dabei soll dich natürlich keiner sehen. Deshalb gibt es Umkleidekabinen. Dort kannst du hineingehen und die Tür abschließen. Du bist dann ganz für dich alleine und brauchst keine Angst zu haben, dass dich jemand beobachtet.

Es gibt auch Umkleidekabinen in Boutiquen oder Modegeschäften. In diese Umkleidekabinen kann man hineingehen, um Kleidungsstücke anzuprobieren. Man zieht den Vorhang zur Seite, geht hinein und zieht den Vorhang wieder zu. Manchmal bleibt ein Spalt an der Seite oder in der Mitte offen. Dann denkst du vielleicht, die anderen Leute könnten dich beobachten. Der Spalt ist aber viel zu klein, um dahinter viel zu erkennen.

Du kannst dich also in Ruhe in der Umkleidekabine umziehen. Im Spiegel kannst du dann sehen, ob du gut aussiehst. Wenn eine Hose an der Hüfte herunterrutscht, ist sie zu weit und passt nicht. Wenn der Knopf nicht zugeht, ist die Hose zu eng und passt ebenfalls nicht.

Falls du nicht genau weißt, ob du gut aussiehst oder die Kleidung passt, frage die Person, die mit dir einkaufen gegangen ist. Sie wird es dir sagen können.

Warum ist Kleidung wichtig für junge Leute?

Kleidung kann viel über einen Menschen erzählen. Zum Beispiel kannst du daran bei einigen Erwachsenen den Beruf erkennen. Ein Polizist hat immer eine grüne (oder blaue) Uniform an. Einen Arzt erkennst du am weißen Kittel und seinen Untersuchungsinstrumenten, die er immer bei sich trägt.

Kleinen Kindern ist es noch ganz egal, was sie anziehen. Hauptsache es ist bequem und darf auch mal schmutzig werden. Wenn Kinder älter werden, wird Kleidung für sie immer wichtiger. Viele wollen jetzt nur noch modische Kleidung anziehen. Mode ist Kleidung, die gerade die meisten toll finden. Es kann zum Beispiel modisch sein, einen kurzen Rock über eine Leggins zu ziehen. Was modisch ist, erfährst du, in dem du die anderen Teenager (das sind Kinder so ab ca. zwölf Jahren) anschaust und dir merkst, was sie besonders oft anziehen.

Wenn Teenager ähnliche Kleidung tragen, zeigen sie damit, dass sie zusammengehören. Sie bilden dann eine Clique. Eine Clique besteht aus mehreren Kindern, die sich gut verstehen und auch viel zusammen unternehmen.

Trägt ein Kind ganz andere Kleidung, kann es passieren, dass die anderen Kinder das irgendwie komisch finden. Vielleicht hänseln sie das Kind deshalb. Ist dir das auch schon passiert?

Wenn es dich stört, dass andere wegen deiner Kleidung über dich lachen, kannst du versuchen, dich wenigstens ein bisschen wie sie anzuziehen. Frag deine Mutter, was gerade modisch ist. Sie weiß das bestimmt. Achte auch darauf, dass deine Kleidung richtig passt und keine Löcher hat. Sich ordentlich zu kleiden ist immer gut.

14 Mobbing etc.

 Liebes Tagebuch,

heute war der letzte Schultag vor den Weihnachtsferien. Und der letzte Schultag für immer. Denn in die Schule gehe ich nicht mehr. Nie, nie mehr.

Das habe ich Opa gesagt, als wir heute beim Mittagessen saßen.

„Ja, ja", sagte Opa.

Ich war etwas erstaunt, dass Opa so schnell einverstanden war. Was sollte ich jetzt aber mit der ganzen freien Zeit machen? Jeden Tag in den Wald zum Moose sammeln gehen? Mmh, im Winter gab es gar nicht so viel Moos. Vielleicht könnte ich ja auch schon zur Universität gehen? Biologie studieren. Das wollte ich sowieso schon immer machen.

„Ich gehe dann zur Universität studieren", erzählte ich Opa. „Und dann werde ich ganz viel über Moose lernen. Und den ganzen Tag lang im Labor stehen und forschen."

Opa sah auf.

„Moment, Coline. Bevor man zur Universität gehen kann, muss man die Schule beendet haben."

„Ich weiß. Und deshalb beende ich die Schule jetzt auch."

„Coline, das geht nicht. Du bist viel zu jung."

„Quatsch! Ich bin schon 13. Und ich habe in der Zeitung von einem neunjährigen Jungen gelesen, der studiert."

„Ja, das mag sein. Aber nicht hier in Deutschland. Und gut ist das bestimmt auch nicht."

„Warum nicht?"

„Na, überleg doch mal. In dem Alter ist man doch noch ein Kind. Da hat man ein Recht auf Freizeit. Auf Zeit zum Spielen. Studieren und arbeiten kann man noch lange genug, wenn man erwachsen ist."

„Boah", sagte ein anderer Junge.

„Was ist los?", fragte ich.

„Zeig mal deine Hand", sagte der Jun- ge. Ich verstand zwar nicht warum, hielt ihm aber meine Hand hin.

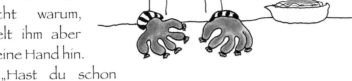

„Hast du schon mal solche Finger gesehen?", kreischte der erste Junge. Der andere schüttelte den Kopf. Dann stieß er meine Hand von sich und bei- de lachten. Ganz lange. Ganz laut. Andere fragten, was los sei. Die beiden Jungen schrieen: „Coline hat Wurstfinger!" und alle lachten. Sogar die Lehrer.

Ich schaute mir meine Hände an. Hatte ich wirklich dicke Finger? So dick wie dicke Bockwürste? Wahrscheinlich schon. Die Jungen hatten es ja gesagt. Seitdem versteckte ich meine Hände, so gut es geht. Ich verbarg sie in den Jackentaschen oder unter dem Tisch. Bloß nicht, dass wieder jemand merkt, wie dick meine Finger sind. Wurstfinger. Es war so gemein.

Heute am letzten Tag vor den Ferien waren die anderen auch ge- mein gewesen. Ich packte den Scherbenhaufen aus meiner Schulta- sche aus und begann, die Bruchstücke auf dem Boden auszubrei- ten. Genau in dem Moment klopfte es an die Tür. Ich warf schnell ein Taschentuch über die Scherben, dann sagte ich „Ja?".

Opa kam herein.

„Hat sich eigentlich das Mädchen über dein Wichtelgeschenk ge- freut?", fragte er.

Ich dachte an Sarah, wie sie den Kinogutschein ausgepackt und sich gefreut hatte. Sie wusste ja auch nicht, wer ihr das geschenkt hatte. Sonst hätte sie sich bestimmt nicht gefreut.

„Was hast du denn bekommen?", wollte Opa wissen.

„Ach, nichts Besonderes."

„Nun sag schon."

„Es ist kaputt gegangen", sagte ich.

„Oh. Wie schade. Vielleicht kann ich es reparieren?"

Ich schüttelte den Kopf.

„Das kann niemand reparieren."

„Darf ich es mal ansehen?"

Ich seufzte. Dann nahm ich das Taschentuch weg. Opa starrte auf die Reste einer zerbrochenen Cola-Flasche. Dann sagte er wieder „Oh".

Wir schwiegen. Wahrscheinlich würde Opa gleich lachen oder angewidert weggehen, da er jetzt auch erkannte, dass ich ein schlechter Mensch war. Warum sonst würde man mir Müll schenken?

Opa aber blieb sitzen. Na ja, er ist ja auch mit mir verwandt. Wahrscheinlich darf man Verwandte nicht einfach schlecht finden. Vielleicht überlegte Opa gerade, was er jetzt machen sollte. Er dachte vielleicht an all das, was an mir so widerlich ist. Ich holte tief Luft.

„Du kannst mir ruhig sagen, warum du mich nicht magst."

Opa sah mich an. Sein Mund stand offen und seine Augen waren weit aufgerissen.

„Bitte?", fragte er und schüttelte den Kopf. Dann rief er: „Coline, was redest du da? Warum soll ich dich nicht mögen? Du bist das wundervollste, klügste und liebenswerteste Mädchen, das ich kenne."

„Das sagst du nur, weil du das sagen musst. Weil du mein Opa bist."

„Natürlich bin ich dein Opa! Aber ich würde das nicht sagen, wenn es nicht stimmen würde. Aber weißt du, wen ich wirklich nicht leiden kann?"

„Nein. Wen denn?"

Opa zeigte auf den Scherbenhaufen.

„Diesen miesen Typen, der dir das gegeben hat."

„Christian", sagte ich. „Aus meiner Klasse."

„Christian. So, so."

„Wie ‚so, so'? Das ist doch völlig egal!", rief ich. „Alle aus der Klasse fanden das gut und haben gelacht. Sie sagten, dass ich genauso ein nutzloser Scherbenhaufen sei. So! Jetzt weißt du es."

Ich warf mich aufs Bett und starrte an die Decke. Opa rief: „Coline!", aber ich drückte mir ganz fest die Hände gegen die Ohren. Ich wollte nichts mehr hören. Damit auch wirklich kein Ton von Opa an mein Ohr dringen konnte, sang ich ganz laut „la, la, la". Nach einer Weile stand Opa auf und ging aus dem Zimmer. Als er weg war, weinte ich ganz lange und ganz leise. Niemand sollte es hören. Alle aus der Klasse hassten mich. Alle. Und so viele Menschen konnten nicht irren. Viel eher hatte der alte Opa Unrecht, wenn er sagte, dass ich ganz toll sei. Nein. In Wirklichkeit war ich ein schlechter Mensch, viel schlechter als all die anderen. Denn die waren beliebt, hatten viele Freunde. Nur mit mir mochte nie jemand zusammen sein. In der Pause bespuckten sie mich. Vor dem Unterricht nahmen sie mir meine Hausaufgaben weg, schrieben sie ab und ein paar Mal hatten sie sogar meine Hefte zerrissen, so dass ich ohne Hausaufgaben in den Unterricht musste. Im Sportunterricht ließen sie mich stolpern oder schubsten mich. Saßen wir im Klassenzimmer, warfen sie Papierkügelchen nach mir. Und wenn ich aufzeigte und was sagen wollte, lachten alle. Klar, Coline sagt ja auch immer nur ganz blöde Dinge. Weil Coline blöd ist. Und weil sie Wurstfinger hat. Und weil sie nur Müll ist. Ich weinte leise.

Ich hatte keine Lust, zum Abendessen runter zu gehen. Ich zog mir meinen Schlafanzug an und legte mich ins Bett. Nach einer Weile kamen Mama und Opa.

„Können wir kurz mit dir reden?", fragte Mama. Ich stellte mich schlafend. Dummerweise kann ich das nicht so gut. Ich musste lachen, obwohl mir eigentlich nur nach Weinen war.

Mama setzte sich zu mir ans Bett.

„Coline, Opa und ich haben uns gedacht, dass du vielleicht die Schule wechseln möchtest."

Ich setzte mich im Bett aufrecht.

„Die Schule wechseln? Warum denn?"

„Weil deine jetzige Schule schlecht ist. Die Schüler dort dürfen dich nicht so behandeln."

„Und was soll an der neuen Schule besser sein?", fragte ich.

Mama schien genau Bescheid zu wissen.

„Einiges, Coline, ganz bestimmt. Wir suchen eine Schule aus, auf der es richtig gute Lehrer gibt. Lehrer, die eine Schülerin wie dich zu würdigen wissen. Und Schüler, die nett sind und dich nicht immer nur auslachen. Eine Schule, wo du vielleicht auch Freunde finden kannst."

Ich sah Mama ungläubig an.

„Na ja", sagte Opa lächelnd. „Sieh es mal so. Schlimmer als jetzt kann es nicht mehr kommen. Oder?"

Opa hatte eigentlich Recht.

„Ich überlege es mir", sagte ich.

„Schön", sagte Mama. „Du hast die ganzen Ferien über Zeit, dir Gedanken zu machen. Und jetzt essen wir Abendbrot. Kommst du, Coline?"

Ich sagte „gleich". Dann gingen Mama und Opa.

Ich dachte darüber nach, ob es gut wäre, die Schule zu wechseln. Ich stellte mir vor, wie es wäre, ohne den schlimmen Christian, den Hefte-Klauer Tom und die Mädchen, die mich immer auslachten, zur Schule zu gehen. Dann stellte ich mir einen Lehrer vor, der ganz viel über Moose weiß. Das waren schöne Gedanken. Ich glaube, die Idee mit der neuen Schule könnte mir gefallen.

Warum ärgern Menschen andere Menschen?

Die meisten Menschen wollen, dass alle anderen Menschen so ähnlich sind wie sie selber. Damit fühlen sie sich wohl. Das bedeutet für sie, dass sie so, wie sie sind, „richtig" sind. Alle machen oder sagen ähnliche Dinge, das führt zu einem Zusammenhalt der Menschen. Menschen, die anders sind als diese Gemeinschaft, werden manchmal ausgegrenzt. Sie werden dann oft auch geärgert. Das soll bewirken, dass sie nicht in die Gemeinschaft hineinkommen können. Diese Gemeinschaft fühlt sich stärker und zusammengehöriger, wenn sie jemanden findet, den sie ausgrenzen kann. Alle sind dann gegen jemanden, der „komische Sachen macht oder sagt" oder „komisch aussieht".

Meistens werden Menschen geärgert, die origineller, kreativer oder auch sensibler sind als andere. Das heißt, sie trauen sich, anders zu denken oder zu fühlen als die meisten anderen Menschen. Es kommt aber auch vor, dass Menschen mit körperlichen Behinderungen oder anderen ungewöhnlichen äußerlichen Merkmalen, z. B. einer sehr langen Nase, geärgert werden. Auch, wenn jemand einen anderen Glauben hat als andere oder eine andere Hautfarbe, ist das ein Grund für viele, ihn zu ärgern oder aus einer Gruppe auszuschließen. Menschen fühlen sich dann einem Schwächeren gegenüber stark.

Ist man ein schlechter Mensch, wenn man geärgert wird?
Nein! Man ist kein schlechter Mensch, wenn man geärgert wird. Aber falls du geärgert wirst, dann hattest du bestimmt auch schon mal den Gedanken, dass du ein schlechter Mensch bist. Das ist aber nicht so. Viele Menschen, die als Kinder geärgert wurden, haben in ihrem späteren Leben tolle Sachen gemacht, gesagt oder gedacht. Jemand wie Albert Einstein, der nicht (viel) mit anderen Kindern spielte, hat Großartiges in der Wissenschaft geleistet. Wenn du eine Behinderung hast, die jeder sehen kann, dann ist das nichts, woran du schuld bist. Menschen können nun mal nicht alle gleich aussehen. Wenn du eine Behinderung hast, die niemand sehen kann, wie zum Beispiel schlechte Augen, dann kannst du auch nichts dafür. Diese körperlichen Dinge beeinträchtigen dich vielleicht, weil du nicht so gut laufen oder sehen kannst, aber du bist genauso wertvoll und besonders wie alle anderen Menschen auch.

Was man tun kann, wenn man geärgert wird?
Wenn dich jemand ärgert, kannst du zuerst mit fester, kräftiger Stimme sagen: *„Hör auf damit"* oder *„Lass das"*. Wenn die Person nicht aufhört, dich zu ärgern, ignoriere sie. Das bedeutet, dass du so tun sollst, als würdest du sie nicht hören. Versuche, dabei zu denken: *„Es ist egal, was (Name der Person, die dich ärgert) denkt oder tut. Es ist nicht wichtig. Ich bin okay so, wie ich bin"*.

Wenn du mutig bist, kannst du die Person verunsichern, in dem du etwas sagst wie: „*Das war aber ein guter Witz, den du da gerade über mich gemacht hast*". Du weißt zwar, dass die Person gemein sein will, aber wenn du es als Witz hinstellst, verunsicherst du die Person vielleicht.

Wenn auch das nicht hilft, gehe weg und suche dir einen Erwachsenen, dem du sagen kannst, dass du geärgert wirst. Manchmal hilft es auch, wenn du dir andere Kinder suchst, die dir helfen könnten.

Versuche nicht, dem anderen durch Schlagen oder andere Gewalt weh zu tun und verwende keine gemeinen Wörter, denn das könnte nur zu noch mehr Streit führen!

15   Coline allein zu Hause

22. Februar 2004
(Coline 14 Jahre)

 Liebes Tagebuch,

Opa ist sehr krank geworden. Vor wenigen Wochen musste er sogar operiert werden. Richtig gesund ist er aber immer noch nicht. Mama hat gesagt, dass seine Krankheit bösartig sei und man daran sterben könne. Das ist schrecklich! Opa darf nicht sterben. Damit das nicht passiert, muss er jetzt in eine besondere Klinik. Dort bekommt er Medikamente, von denen ihm die Harre ausfallen werden. Dabei hat Opa doch kaum noch Haare! Aber das schlimmste ist: Diese neue Klinik ist sehr weit weg. Und Opa kann dort nicht alleine hinfahren, da er zu schwach ist. Mama muss Opa begleiten.

„Und was ist mit mir?", fragte ich.

„Du kannst nicht mit, Coline. Opa muss sich schonen. Viele Menschen um ihn herum sind Stress für ihn."

„Ich bin doch nicht viele", protestierte ich. „Und Stress bin ich auch nicht."

„Es geht trotzdem nicht, mein Schatz. Kann ich dich denn zwei Tage lang alleine zu Hause lassen? Oder soll ich doch besser hier bleiben?"

Ich überlegte. Eigentlich sollte Mama lieber hier bleiben. Andererseits könnte Opa dann wahrscheinlich gar nicht in die neue Klinik fahren. Und dann würde er bestimmt sterben. Und das durfte nicht passieren! Also sagte ich:

„Du musst fahren. Ich komme schon zurecht."

Als es dann so weit war, hatte Mama ganz viel vorbereitet. Auf eine lange Liste hatte sie alles geschrieben, was ich tun sollte. Jeden erledigten Punkt musste ich abhaken, um den Überblick nicht zu verlieren.

„Und wenn ich zurückkomme und du alles geschafft hast, bekommst du eine Überraschung", versprach Mama.

164

Konnte ich das denn alles schaffen? Ich las, was bei einem der Punkte stand:

Frühstück machen:
Drei Scheiben Brot aus dem Brotkasten nehmen. Käse aus dem Kühlschrank nehmen. Die Brote in der Mitte durchschneiden, jeweils eine Hälfte mit Käse belegen, dann zuklappen. Zwei der Käsebrote in die Butterbrotdose für die Schule packen. Einen Apfel aus der Obstschale nehmen und waschen. Ebenfalls in die Butterbrotdose legen. Ein Glas aus dem Schrank nehmen und mit Milch voll gießen. Milch ist im Kühlschrank. Einen Strohhalm in das Glas stecken. Dann Frühstücken: Ein Käsebrot essen und die Milch trinken.

Und so ging es weiter. Fünf Seiten lang.

„Ich glaube, das schaffe ich“, sagte ich. Auch wenn es schwer werden würde.

Opa kam die Treppe heruntergehumpelt. Mama lief ihm sofort entgegen und nahm ihm seine Tasche ab. Dann schimpfte sie mit ihm, weil er sie nicht gerufen hatte, damit sie ihm beim Tragen hilft. Mama brachte die Tasche ins Auto. Opa zwinkerte mir zu.

„Und Colinchen? Bist du froh, das Haus mal für dich alleine zu haben?“

Ich dachte kurz nach. Opa hatte Recht. Es würde mich niemand stören. Aber es war auch niemand da, dem ich meine neuen Moose zeigen könnte oder der mir ein Glas Saft bringen würde, wenn ich durstig war. Nein. Eigentlich war es gar nicht schön, alleine zu sein.

„Ich hoffe, du wirst schnell wieder gesund“, sagte ich deshalb. Wenn man auf eine Frage nicht antwortet, dann braucht man auch nicht zu lügen. Denn lügen ist nicht gut und verboten.

„Natürlich werde ich wieder gesund! Wirst schon sehen, nach ein paar Wochen bin ich wie neu.“

„Wir müssen jetzt wirklich los“, sagte Mama. „Und du schaffst alles, Coline?“

„Ja, ja. Und ihr? Schafft ihr auch alles?“

„Ja“, sagte Mama und Opa sagte: „Versprochen.“

Dann waren sie weg. Ich war alleine. Das erste Mal.

Was macht man so, wenn man alleine ist? Als erstes nahm ich mir eine Scheibe Brot und bestrich sie ganz dick mit Schokoladen-Creme. So dick, dass es an den Seiten heraus quoll. Dann setzte ich mich vor den Fernseher und schaltete die Talkshow ein, die die anderen aus meiner Klasse Sonntagvormittags immer gucken. Dabei schaukelte ich gemütlich hin und her. Mama mag das nicht, wenn ich das mache. Aber Mama war ja nicht hier.

Das Brot schmeckte nicht. Es war nur süß. Und die komische Talkshow war ganz blöd. Die hatten dort alle Sicherheitsnadeln im Bauchnabel stecken und fanden das „total geil“. Ich fand das total blöd. Außerdem konnte ich mir gar nicht vorstellen, wie so etwas passieren kann. Manche Menschen stellen sich wohl noch ungeschickter an als ich.

Ich ging in die Küche und sah auf Mamas Liste. „Mittagsessen kochen“ war jetzt dran. Mama hatte alles für Schinkennudeln eingekauft. Schinkennudeln waren gut. Als erstes sollte ich den gekochten Schinken aus dem Kühlschrank klein schneiden. Doch wie klein? Richtig super Konfetti-klein? Oder noch kleiner? Ich wollte es gründlich machen und es dauerte sehr lange. Danach war der ganze Schinken in Stückchen geschnitten, die höchstens so groß wie ein dicker Stecknadelkopf waren. Puh, das war anstrengend gewesen. Und wie ging es weiter? Nudeln kochen. Dazu sollte ich zuerst Wasser heiß machen. Ich nahm also meinen Lieblingstopf, den kleinen mit dem Henkel, aus dem Schrank und ließ etwas Wasser aus dem Wasserhahn hineinlaufen. Als es kochte, gab ich die ganze Packung Nudeln dazu. Jetzt sah man vom Wasser nichts mehr. Nur noch Nudeln. Ich stellte die Eieruhr auf zehn Minuten und wartete, dass die Nudeln weich werden würden, so, wie Mama es aufgeschrieben hatte. Aber nichts tat sich. Ich fühlte immer wieder die obersten Nudeln an. Sie blieben genauso hart und trocken wie zuvor. Komisch.

Jetzt musste der Schinken in der Pfanne angebraten werden. Wie sollte denn das gehen? Ich schüttete den Konfetti-kleinen Schinken in die große Pfanne und stellte den Herd auf höchster Stufe an. Kochen war vielleicht ein Stress. Denn gleichzeitig musste ich auch noch ein Ei mit einem Schuss Mineralwasser verquirlen. Wie viel ist ein „Schuss"? Ich gab vorsichtshalber ein halbes Glas hinzu. Ich rührte mit dem Schneebesen um, wobei es ordentlich spritzte. Musste man die Spritzer wegwischen? Von putzen stand nichts auf Mamas Liste. Glück gehabt, also konnten die Spritzer bleiben.

Mit Salz und Pfeffer würzen, hieß es jetzt. Mama gab zur Salatso-ße immer einen Teelöffel Salz hinzu. Würde das reichen? Ich nahm lie-ber ein bisschen mehr, denn vom Salz kann ich nie genug bekommen. Manchmal streue ich mir einfach so etwas in die Hand und lecke es genüsslich auf. Den Deckel vom Pfeffer schraubte ich ab, da durch die kleinen Löcher nur so wenig fein gemahlener Pfeffer herausge-hüpft kam. Ich nahm ebenfalls einen Teelöffel von dem Pfefferpul-ver.

Irgendwie stank es plötzlich. So, als würde etwas verbrennen. Was konnte das sein? Auf einmal war es so rauchig in der Küche. Ich drehte mich um und bemerkte, dass von der Pfanne Qualm aufstieg. Das war wohl das Zeichen, dass der Schinken fertig angebrannt war. Oder sollte es angebraten sein? Egal. Das war bestimmt das gleiche. Schnell auf Mamas Liste gucken, wie es weitergeht. Kalte Nudeln in die Pfanne zum Schinken geben. Oh. Die Nudeln waren doch noch gar nicht kalt. Die lagen immer noch im heißen Wasser. Obwohl, das Wasser war völlig verschwunden. Und die Nudeln waren nach wie vor hart. Das sah bei Mama immer ganz anders aus. Aber vielleicht würde sich das noch ändern, wenn die Nudeln abkühlten? Ich nahm den Topf vom Herd und gab viel kaltes Wasser dazu. Ich war richtig klug. Das kalte Wasser würde die Nudeln richtig schnell abkühlen lassen. Und bestimmt würden sie dadurch auch wachsen und weicher werden. Doch nichts geschah. Die Nudeln blieben ge-nauso hart wie zuvor. Die Pfanne rauchte aber immer stärker. Ich hatte keine Wahl. Ich warf die ganzen harten Nudeln schnell hinein und sah wieder auf die Liste. „Leicht kross anbraten" sollte ich die Nudeln. Das würde von alleine gehen. Dann im nächsten Schritt die Eier-Wasser-Mischung darüber geben und aufstocken lassen. Was heißt denn jetzt schon wieder „aufstocken"? Herrje, wie war das alles kompliziert. Ich schüttete also das Eierwasser in die Pfanne und dann rauchte und qualmte es noch stärker. In dem Moment klingelte es an der Tür.

Was tun? Weiter kochen? Oder an die Tür gehen? Lieber weiterkochen. Ich wusste ja noch nicht einmal, ob ich die Tür öffnen durfte, wo ich doch jetzt ganz alleine war. Denn eine Regel war, dass ich niemals aufmachen darf, wenn Mama bei der Arbeit ist und Opa einkaufen oder bei seinen Skatfreunden. Gilt das auch, wenn Opa im Krankenhaus ist und Mama mitfährt?

Ich rührte also lieber noch ein bisschen in der Pfanne herum, aus der immer mehr Qualm aufstieg. Dann schrak ich zusammen. Jemand klopfte an das Fenster! Weglaufen, war mein erster Gedanke. Aber ich war tapfer und drehte mich zum Fenster um. Schreiend wich ich zurück. Vor dem Fenster standen Männer, rot gekleidet mit Helmen auf dem Kopf. Hinter ihnen auf der Straße stand ein großes, rotes Auto. Ein Feuerwehrauto. Es brannte! Hoffentlich nicht bei uns! In Panik rannte ich aus dem Haus.

„Es brennt, es brennt!", rief ich.

„Deshalb sind wir ja hier", sagte einer der beiden Männer. Die beiden stürmten in unser Haus und gleich in die Küche. Der eine von ihnen machte etwas Unfassbares: Er nahm mein Mittagessen mit, trug die Pfanne nach draußen und warf eine Decke darüber. Ich kreischte: „Was machen Sie denn da? Das ist mein Mittagessen!"

„Junge Dame, da stiegen Flammen aus der Pfanne auf. Was hast du da bloß angestellt?", fragte der andere Mann, als er aus dem Haus gerannt kam.

„Gekocht! So wie Mama es aufgeschrieben hat."

„So hat deine Mama das bestimmt nicht gemeint. Sei froh, dass eine Nachbarin uns gerufen hat. Das hätte böse enden können."

„Und was soll ich jetzt essen?", fragte ich ganz leise. Mir traten die Tränen in die Augen. Die Männer sahen sich an. Dann sagte einer:

„Wann kommen denn deine Eltern zurück? Die geben dir bestimmt etwas Vernünftiges zum Essen."

„Mein Vater kommt gar nicht mehr zurück. Der ist nämlich auf dem Friedhof. Oder im Himmel. Das weiß niemand so genau. Und meine Mutter und mein Opa sind weggefahren. Weil Opa krank ist und sterben kann."

„Oh. Das tut uns leid. Und wann kommen sie zurück, deine Mama und dein Opa?"

„Morgen Abend."

„Und du hast nichts mehr zum Essen im Haus?"

„Doch, schon. Aber kein Mittagessen. Und ich brauche doch jetzt Schinkennudeln!" Die Vorstellung, auf etwas verzichten zu müssen, das fest eingeplant war, war fürchterlich. Die beiden Männer sahen sich wieder an. Dann hatte einer von ihnen eine Idee.

„Magst du Chicken-Nuggets und Fritten? Wir haben jetzt eh Mittagspause, da können wir dich mitnehmen."

„Nein!" schrie ich. „Sie dürfen mich nicht mitnehmen."

„In Ordnung, in Ordnung", sagte der andere. „Und was ist, wenn wir dir eine Portion hierhin bringen?"

Ich überlegte. Das war besser als nichts. Und Ketchys Ketchup war auch noch reichlich da, so wie es sich gehörte.

„Das ist gut", sagte ich.

Die beiden Männer nickten. Sie fuhren weg und kamen eine halbe Stunde später wieder. Sie hatten mir eine große Portion Fritten und zehn Chicken-Teile mitgebracht.

„Aber versprich uns, dass du nichts mehr kochen wirst, in Ordnung?", meinte einer der Feuerwehrmänner.

Das konnte ich leicht versprechen. Denn auf Mamas Liste stand nichts mehr von kochen.

Als Mama am Abend anrief, hatte ich mir gerade ein Brot mit Käse gemacht. Das konnte ich mittlerweile sogar ohne Mamas Liste. Ich brauchte nur eine Brotscheibe auf den Teller zu legen, sie in der Mitte durchzuschneiden und auf eine Hälfte eine Scheibe Käse zu legen. Dann zuklappen. Bevor ich das Brot esse, nehme ich die obere Brothälfte wieder ab, lege sie daneben und esse als erstes den Käse. Danach das Brot.

„Und? Wie läuft es bei dir? Hat alles geklappt?", fragte Mama.

„Ja. Zumindest bis die Feuerwehrmänner mir mein Mittagessen weggenommen haben. Dafür haben sie mir aber Fritten und Chicken-Nuggets gebracht. Weißt du, dass die ganz köstlich waren? Du musst die unbedingt nach dem Rezept fragen. Mit Ketchys Ketchup waren die einfach nur toll! Und ..."

„Coline!", brüllte Mama jetzt schon zum vierten Mal. „Die Feuerwehr?"

„Ja, das sagte ich doch. Sehr liebe Männer. Haben mir nur das Mittagessen weggenommen. Aber dafür haben sie mir ganz tolle Chicken-Nuggets und Fritten gebracht. Zehn Chicken-Stücke waren es sogar. Von dir bekomme ich sonst immer nur fünf und außerdem ..."

„Coline!", Mama schrie immer wieder. Das war ja ganz schrecklich und tat im Ohr weh. Ich musste schnell auflegen. Sonst würde ich noch Kopfschmerzen bekommen. Was war Mama auch so blöd, mir ständig ins Ohr zu brüllen?

Gleich darauf klingelte es wieder.

„Coline Meier", meldete ich mich.

„Coline! Was ist los bei dir?", rief Mama wieder so fürchterlich laut. Ich musste den Telefonhörer vom Ohr weg halten.

„Ich kann nicht mehr telefonieren", schrie ich ins Telefon, damit Mama mich bei ihrer ganzen Brüllerei verstehen konnte. „Das tut mir im Ohr weh." Ich legte auf. Es klingelte noch einige Male. Aber ich ging nicht mehr dran. Der Tag war viel zu schön gewesen mit so tollen Chicken-Nuggets von der Feuerwehr. Da sollte Mama mir jetzt nicht mit Kopfschmerzen alles verderben.

Wann bin ich allein zu Hause?

Wenn außer dir keine weitere Person im Haus oder in deiner Wohnung ist, dann bist du allein. Deine Eltern wollen vielleicht abends einen Spaziergang ohne dich machen oder ins Kino gehen. Sie können das nur in Ruhe tun, wenn sie wissen, dass du zu Hause auch allein sein kannst.

Wie verhalte ich mich, wenn ich allein zu Hause bin?

Beachte alle Hinweise, die deine Eltern dir geben. Am besten ist es, wenn sie dir aufschreiben, was du tun musst, falls etwas Schlimmes passiert, während sie weg sind. Schlimm ist es, wenn es anfängt zu brennen oder du dich verletzt (zum Beispiel blutest oder du gestürzt bist und starke Schmerzen hast). Deine Eltern sollten dir die Telefonnummer der Feuerwehr aufschreiben, damit du sie sofort anrufen kannst, falls etwas in dieser Art passiert. Die Nummer ist 112!

Wichtig ist es, eine Telefonnummer deiner Eltern zu haben, damit du sie eventuell anrufen kannst, wenn du wichtige Fragen hast. Vielleicht geben sie dir ihre Handy-Nummer. Es ist auch in Ordnung, wenn sie dir die Telefonnummer eines Nachbarn oder von guten Freunden geben, die in der Nähe wohnen. Wann immer du Angst bekommst, dir weh tust oder wichtige Fragen hast, kannst du dort anrufen.

Du solltest mit deinen Eltern genau besprechen, was wichtige und unwichtige Dinge sind, damit du sie nicht zu oft anrufen musst. Sie möchten ja mal eine Weile ganz für sich alleine sein!

Kleine Beispielliste wichtiger und unwichtiger Dinge
Wichtig:
- Es brennt!
- Es qualmt!
- Du fällst hin und hast Schmerzen.
- Du schneidest dir mit dem Brotmesser in den Finger und blutest.

Unwichtig:
- Das Brot ist verschimmelt (aber es gibt noch Knäckebrot im Schrank).
- Der Kassettenrekorder klemmt (aber du hast noch einen anderen).
- Dir ist langweilig (überlege vorher genau, was du tun wirst, wenn deine Eltern weg sind).
- Das Fernsehprogramm hat sich geändert.

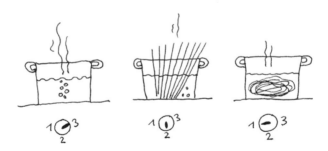

Anleitungen zum Kochen

1. Schinken (oder anderes) klein schneiden

Meistens bedeutet eine Formulierung wie „klein schneiden“, dass etwas in kleine Würfel geschnitten werden soll. Wenn man Schinken klein schneidet, dann sollte man einen Würfel von ungefähr 1 cm-Länge/Höhe/Breite scheiden. Die Würfel können auch ein wenig größer oder kleiner sein. Wenn man Zwiebeln klein schneidet, dann können die Stücke noch kleiner als Schinkenwürfel sein, ungefähr halb so klein wie die Schinkenwürfel. In vielen Gerichten sieht man die Zwiebeln gar nicht mehr, so klein sind sie geschnitten. Das wäre dann „konfetti-klein“. Wenn du mal etwas kochen möchtest und nicht genau weißt, wie klein etwas geschnitten werden soll, dann schau dir Bilder in einem Kochbuch an. An den Fotos der Gerichte kannst du dich dann orientieren. Es kommt nämlich auch auf die Gerichte an, wie klein etwas geschnitten werden muss.

2. Wie funktioniert „anbraten“?

Man kann zum Beispiel Fleisch, Gemüse, Eier, Tofu oder auch Brot in einer Pfanne anbraten. Dazu muss man vorher Fett oder Öl in die Pfanne geben. Nun wird der Herd angeschaltet, damit das Fett bzw. das Öl in der Pfanne heiß wird. Wenn Fett heiß wird, verläuft es in der Pfanne, es wird also flüssig. Öl ist schon flüssig, daher wird es nur heiß. Dann kann man das Fleisch oder das Gemüse hinein geben. Wenn man Champignons anbrät, dann sehen sie schön braun aus und duften. Auch Zwiebeln riechen gut, wenn sie angebraten werden (wobei der Geruch natürlich auch nicht jedem gefällt). Beim Anbraten muss man aufpassen,

172

dass das Essen nicht zu lange in der Pfanne brät. Wenn Fleisch zu lange brät, wird es zäh und schmeckt nicht mehr. Aber ein Hühnchen, das „leicht kross" angebraten ist, ist ein bisschen knusprig und hat eine hellbraune Farbe.

3. Wie viel ist ein „Schuss" Mineralwasser?
Ein „Schuss" bedeutet immer, dass man die Mineralwasserflasche kurz mit der Öffnung schräg nach unten drehen soll, so dass etwas Mineralwasser hinauslaufen kann. Danach dreht man die Flasche ganz schnell wieder, so dass die Öffnung wieder oben ist. Man kippt also kurz die Flasche um, lässt das Wasser zum Beispiel auf ein aufgeschlagenes Ei laufen und dreht die Flasche wieder richtig herum. Dann ist nur ein „Schuss" Wasser auf dem Ei. Ein Schuss ist in der Regel „ein bisschen" von etwas. Man kann auch sagen, dass ein Schuss immer ungefähr ein Esslöffel voll (etwas) ist.

4. Was ist eine „Prise" oder eine „Messerspitze"?
Meistens nimmt man eine „Messerspitze" oder eine „Prise" eines Gewürzes, um etwas zu würzen.

Eine „Messerspitze" beschreibt die Menge eines feinkörnigen Gewürzes (zum Beispiel Curry oder Muskatnuss), die auf die Spitze eines Messers passt. Genaue Angaben dazu, wie viel das ist, kann man nicht machen. Daher schmecken Köche ihre Zubereitungen ab, d. h. sie kosten vorher, ob genug von dem Gewürz drin ist.

Eine „Prise" betrifft meistens grobkörnigere Gewürze wie Salz und ist so viel, wie zwischen einen Daumen und den Zeigefinger passt.

5. Vom richtigen Umgang mit Spritzern
Beim Kochen kann es passieren, dass man kleckert oder etwas spritzt. Wenn man Spaghettisauce aufkocht, dann spritzt oft die Tomatensauce aus dem Topf heraus, wenn die Herdplatte zu heiß wird. Die Temperatur der Herdplatte muss dann von einer hohen auf eine niedrige Zahl gedreht werden (oder bei einem Gasherd von einer großen auf eine kleine Flamme).

Wenn man etwas mit einer Gabel oder einen Quirl vermischt, dann spritzt auch manchmal etwas von dem Gemisch auf den Tisch oder einen Stuhl. Manchmal gießt man auch eine Sauce versehentlich daneben oder schmiert Fett irgendwo hin.

Wenn dir so etwas beim Kochen passiert, dann solltest du die Spritzer oder Flecken hinterher wegwischen.

Entfernen von Spritzern und Flecken geht so:

Nimm ein Wischtuch oder einen Schwamm und halte ihn unter Wasser. Drücke das Tuch oder den Schwamm kurz aus, damit es nicht zu nass ist. Wische dann über den Spritzer oder den Fleck. Im Anschluss hältst du das Tuch oder den Schwamm noch einmal unter Wasser, um es auszuspülen und wischst die Stelle, an der vorher der Fleck oder der Spritzer war, mit einem anderen Tuch (zum Beispiel Geschirrtuch) trocken.

Es ist besser, wenn du das alles nach dem Kochen machst. Du darfst keine Spritzer wegwischen, während der Topf noch auf der heißen Herdplatte steht. Du könntest dich sonst verbrennen oder das Tuch/der Schwamm könnte Feuer fangen, wenn du einen Gasherd hast.

Worin besteht der Unterschied zwischen „anbraten" und „anbrennen"?

Wenn man Fleisch oder Gemüse in einer Pfanne „anbrät", wird es knusprig und lecker.

„Anbrennen" dagegen bedeutet, dass der Inhalt der Pfanne kohlrabenschwarz wird. Dabei wird die Pfanne von unten zu heiß. Wenn die Pfanne zu heiß wird, können sogar Rauchwolken aufsteigen. Die Luft im Zimmer wird dann stickig und man muss husten. Wenn Rauch aufsteigt, kann die Pfanne anfangen zu brennen.

Sobald du merkst, dass das Essen in der Pfanne schwarz wird, musst du den Herd auf eine geringere Temperatur runter drehen.

Was ist, wenn es zu Hause brennt?

Wenn du in der Wohnung Feuer siehst oder Rauch riechst, musst du unbedingt deinen Eltern Bescheid sagen. Wenn sie nicht zu Hause sind, rufst du sofort die Feuerwehr an. Geh zum Telefon und wähle die Nummer 112. Sage, dass es bei dir brennt, wie du heißt und wo du wohnst. Dann wird die Feuerwehr bald da sein. Du kannst aber auch bei den Nachbarn klingeln und ihnen sagen, dass bei dir zu Hause Feuer ist. Sie können dann die Feuerwehr anrufen.

16　Popstars und Top-Models

24. Mai 2004
(Coline, 14 Jahre)

 Liebes Tagebuch,

im Fernsehen gibt es eine Sendung, die fast alle aus meiner Klasse gucken. Sie reden in jeder Pause darüber.

„Mann, ich werd nicht mehr! Gestern ist doch tatsächlich Veronika ausgeschieden!"

„Na und? Geschieht der doch recht. Die mit ihren fetten Oberschenkeln."

„Worum geht es denn?", fragte ich und stellte mich zu den Mädchen. Ich achtete darauf, dass ich mein Gewicht auf das linke Bein verlagerte und den rechten Fuß elegant im Winkel platzierte. Das fühlte sich gut an. Die beliebte Ina stellt sich auch immer so hin. Und wenn ich so stehe, bin ich Ina. Dann bin ich beliebt und alles ist gut.

„Veronika ist ausgeschieden", sagte Mareike.

„Ach so", sagte ich. „Ich habe gestern gar nicht ‚Wer wird Millionär' geguckt. Bei welcher Frage ist sie denn gescheitert?"

„Bist du nur blöd, Coline?", schnaubte Gabriela. „Wir reden von DSSM."

„Von was?", fragte ich.

„Von ‚Deutschland sucht das Super-Model'. Sag bloß, du kennst das nicht? Das musst doch sogar du kennen, Coline. Oder?"

Oh weh. Was sollte ich jetzt machen? War jetzt eine Notlüge erlaubt? Nein. Richtig in Not war ich ja nicht. Also sagte ich: „Ich kenne das nicht. Worum geht es denn da?"

Die anderen Mädchen schüttelten ihre Köpfe. Dann erklärten sie:

„Du kennst doch Heide Plum, oder? Heide Plum, das Top-Model. Die sucht in einer Show nach ihrer Nachfolgerin. Eben nach dem schönsten Mädchen Deutschlands."

„Oh", sagte ich. „So was gibt es?"

Die anderen sagten nichts mehr. Konnten sie auch gar nicht. Sie lachten nur noch.

Ich war traurig. Ich konnte mir überhaupt nicht vorstellen, was an dieser Sendung so toll sein sollte. Für mich hörte es sich nur langweilig an. Trotzdem nahm ich mir fest vor, nachzugucken, wann die nächste Sendung kommt.

Als ich am nächsten Morgen die Zeitung las, entdeckte ich es. Am Abend würden sie eine weitere Runde ausstrahlen. In der Zeitung war daneben ein Bild von dürren Mädchen mit langen Beinen, großen Augen, flachen Gesichtern und viel Busen abgebildet. Ich schluckte. Es musste sein. Wenn ich dazu gehören wollte, musste ich wissen, worüber alle sprechen. Und noch besser: Mir sollte gefallen, was alle gut finden.

Als es abends so weit war, saß ich mit Opa zusammen im Wohnzimmer. Mama hatte heute ihren Theaterabend. Opa las wie immer in einem Buch. Normalerweise hätte ich das auch gemacht. Aber heute ging das nicht.

„Schalt doch mal den Fernseher ein, Opi."

Opa sah von seinem Buch auf.

„Den was? Den Fernseher? Du willst Fernsehgucken?"

Ich holte tief Luft.

„Ja. Ich muss mir etwas angucken."

„Ah. Und was?"

Ich zögerte. Egal. Da musste ich jetzt durch.

„Deutschland sucht das Super-Model."

„Deutschland sucht was? Das Super-Model? Coline, das ist nichts für dich. Das ist totaler Blödsinn."

Opa schaute wieder in sein Buch.

„Das kannst du doch gar nicht wissen!", brüllte ich. „Oder hast du es schon mal angesehen? Nein? Siehst du."

„Coline, was ist los? Du bist doch sonst nicht so aggressiv."

„Alle gucken das", sagte ich leise. „Und am nächsten Tag reden sie über irgendwelche Veronikas und darüber, dass die dicke Beine hat und so. Ich will doch so gerne mitreden können."

Opa nickte plötzlich. Er lächelte sogar. Und jetzt war er ganz lieb.

Er stand auf, schaltete den Fernseher ein und gab mir die Fernbedienung, damit ich das richtige Programm einschalten konnte.

„Dann gucken wir eben heute mal zusammen fernsehen", sagte Opa und legte sein Buch zur Seite. Mir wäre es lieber gewesen, wenn er weiter gelesen hätte.

Opa räusperte sich ständig, als die Mädchen mit fast nichts an Kleidung über einen schmalen Steg balancierten. Vorne blieben sie stehen, drehten sich schwungvoll um und marschierten wieder zurück. Ich gähnte.

„Findest du das gut?", fragte Opa nach einer Weile.

„Na ja", sagte ich. „Mal was anderes, oder?"

„Etwas anderes. Ja, in der Tat."

Ich überlegte, was die anderen daran so toll finden konnten. Ich fand die ganze Sache ziemlich unsinnig. Und überhaupt: Wer wollte schon ein Model sein? Wird man dann nicht den ganzen Tag geschminkt und frisiert und muss ständig neue Kleidung tragen?

Ich hatte es jedenfalls gesehen. Jetzt konnte ich mitreden. Und es klappte! Am nächsten Tag fragte mich sogar Katja aus meiner Klasse, ob ich ihr in Bio Nachhilfe geben würde. Gleich am Nachmittag sollte ich kommen.

Als ich dann ihr Zimmer betrat, konnte ich es erst nicht glauben. Überall lagen Kleidungsstücke herum, Stöckelschuhe und Schminksachen. An den Wänden hingen Poster von Männern mit freiem Oberkörper und Frauen in kurzen Kleidern.

„Warum hast du so viele Anziehsachen?", fragte ich.

„Ich liebe Klamotten", sagte Katja. „Du etwa nicht?"

„Sie sind ganz in Ordnung", sagte ich. Ich glaube, das war eine höfliche Antwort. Denn eigentlich war mir Kleidung ganz egal.

Wir fingen an mit Bio. Plötzlich war Katjas Kugelschreiber leer. Ich griff rasch auf den Spiegeltisch neben mir und drückte Katja einen dicken grünen Stift in die Hand. Der hatte so einen komischen Deckel, den musste Katjana noch abmachen, bevor sie damit schreiben konnte.

„Was soll ich denn jetzt damit?", fragte sie.

„Na schreiben!"

„Mit einer Wimperntusche?"

Katjana tippte sich an die Stirn.

„Ist das kein Stift?", fragte ich.

„Mensch, Coline, hast du noch nie eine Wimperntusche gesehen?", rief sie. Ich schüttelte den Kopf.

Dann lachte Katja. Ihr Lachen tat mir in den Ohren weh. Später zeigte sie mir, dass man sich mit diesem komischen Stift die Wimpern an den Augen schwarz anmalen kann.

„Soll ich das bei dir auch mal machen?", fragte sie.

„Lieber nicht", sagte ich. Es war so peinlich. Ich war froh, als ich endlich nach Hause gehen konnte.

Auf dem Nachhauseweg habe ich mir eine Zeitung gekauft. So eine für Frauen. Darin habe ich dann ganz viel über Schminke und Make-up. Mensch, ich hätte nie gedacht, dass das alles so kompliziert ist. Braucht man das alles wirklich? Es gibt doch auch Frauen, die sich nicht schminken. Unsere Religionslehrerin zum Beispiel. Ich dachte an Frau Baumgärtner. Die sagte immer so Sachen wie, dass nur die inneren Werte zählen und wir uns alle lieben sollen. So wie die wollte ich aber auf keinen Fall werden! Über Frau Baumgärtner lachten alle aus der Klasse. Sogar Johannes, den die anderen „Streber" nennen.

Wenn ich mich schminken würde, dann würde ich bestimmt nicht so werden wie Frau Baumgärtner. Dann würde ich vielleicht so werden wie Katja, Mareike und Gabriela aus meiner Klasse: Beliebt.

Ich schaute mich in meinem Zimmer um. Was war hier anders als bei Katja? Es waren keine Bilder von halb nackten Leuten an den Wänden. Brauchte man so etwas, um beliebt zu sein? Um „normal" zu sein?

Ich schaute an meine Zimmerwände, an denen Poster von Moosen hingen, von Eichhörnchen und von den Alpen, die ich so sehr liebte. War das „unnormal"? Ich dachte an Katjas Zimmer mit der vielen Kleidung, den vielen CDs und den vielen Schminksachen. War das „normal"?

Ich glaube schon. Die anderen Mädchen aus meiner Klasse beschrieben ihre Zimmer ähnlich. Was sollte ich also tun? Hier alles ändern? Mehr Kleidung kaufen? Hosen anziehen, bei denen man die Poritze sieht? Igitt. Andere Poster aufhängen? Aber wollte ich wirklich so viele Menschen von den Wänden auf mich herabblicken lassen? Würde mich ihre Anwesenheit nicht irritieren?

Ich blätterte wieder durch die Frauenzeitschrift. Vielleicht sollte ich mit Schminken anfangen. Ich holte mir Mamas roten Nagellack, einen roten Lippenstift und einen Stift, auf dem „Mascara" stand. Das ist ein anderes Wort für „Wimperntusche". Habe ich gelesen.

Eine Viertel Stunde später beäugte ich mich im Spiegel. Meine Lippen waren knallrot und meine Wimpern sahen viel länger aus als gewöhnlich. Sie waren so lang, dass sie kleine schwarze Spuren unter den Augenbrauen hinterlassen hatten, als ich die Augen nach dem Bemalen weit aufgerissen hatte. Ich feuchtete meinen Finger etwas im Mund an und wischte mit dem Speichel die Flecken weg. Bei meinen Fingernägeln konnte ich die Überstände nicht so leicht entfernen. Ich hätte nie gedacht, dass es so schwer sein kann, mit einem kleinen Pinsel eine Fläche auszumalen. An jedem Fingernagel hatte ich die Haut drum herum mal mehr, mal weniger stark mit angemalt. Na, egal. Wahrscheinlich würde es besser werden, je öfter ich das machte. Am besten machte ich das von jetzt an jeden Tag. Denn was man jeden Tag macht, kann man irgendwann richtig gut.

Als ich ins Wohnzimmer ging, war Opa gerade dabei, Holz für den Kamin rein zu holen. Als er mich sah, fiel ihm ein Holzscheit zu Boden. Er freute sich wohl.

„Coline? Wie siehst du denn aus?"

„Normal?", fragte ich.

Opa schüttelte den Kopf.

„So angemalt. Du bist doch noch so jung. Das passt doch gar nicht."

„Ich bin doch kein Baby mehr! Ich bin so gut wie erwachsen. Nur damit du's weißt. Und da ist es ganz normal, sich zu schminken. Und nackte Leute an die Wände zu hängen. Und Bumm-Bumm-Musik zu hören. Und Hosen zu tragen, bei denen man die Poritze sieht."

„Ach du meine Güte", murmelte Opa nur. Dann sah er mich an, sagte aber nichts mehr.

Später kam Mama in mein Zimmer.

„Coline, das sieht ja hübsch aus", sagte sie. „Mit dem Lippenstift musst du aber noch ein bisschen üben. Man malt damit nur die Lippen an, nicht alles drum herum. Aber deine Augen sind schön. Du hast tolle Wimpern."

Meinte Mama das im Ernst?

„Besser als vorher?", fragte ich vorsichtig.

Mama atmete tief durch.

„Anders eben. Ich finde es schön, wenn du mal etwas ausprobierst."

Ich zuckte mit den Schultern.

„Alles klar", sagte ich.

Mama schwieg auch. Dann räusperte sie sich.

„Hättest du Lust, am Wochenende mit mir bummeln zu gehen?"

„Bummeln?"

„Na, durch die Stadt gehen, Geschäfte gucken, vielleicht etwas kaufen."

„Was kaufen?"

„Vielleicht ein schickes Oberteil. Oder eine Hose. Oder einen Lippenstift nur für dich allein. Oder gar nichts, wenn dir nichts gefällt."

Ich überlegte. Eigentlich wollte ich viel lieber wie immer am Samstag meine getrockneten Moose unter dem Mikroskop anschauen und katalogisieren.

„Ich überleg es mir", sagte ich.

Mama nickte. Dann schwieg sie wieder.

„Ist noch was?", fragte ich. Ich kann Schweigen nicht gut ertragen.

„Na ja, also, wenn du mal eine Frage hast ... Ich bin für dich da, ja?"

„Weiß ich doch, Mama, weiß ich doch."

„Und?"

Ich schluckte. Sollte ich? Ich gab mir einen Ruck.

„Bin ich normal?", fragte ich leise.

Mama schaute eine Zeit lang an die Wand. Dann lächelte sie.

„Colinchen, was heißt denn schon normal? Jeder Mensch ist anders. Der eine mag das lieber, der andere das. Du hast schon ganz bestimmte Vorstellungen. Viele andere in deinem Alter laufen nur dem hinter her, was ihre Freunde gut finden. Sie haben kaum eigene Ideen."

„Aber ich habe eigene Ideen! Ganz viele sogar."

Mama stand auf.

„Genau. Und da musst du stolz drauf sein. Weißt du, mit der Herde mitlaufen, kann jeder. Aber eine Herde anführen, nur ganz wenige."

„Was führen die denn für eine Herde an?"

„Das war nur so gesagt. Was ich meine ist, dass es immer Menschen geben muss, die sich unterscheiden. Wenn alle gleich wären, dann gäbe es keine Neuerungen. Die Welt wäre dann sehr arm. Und du Coline, du bist jemand, der auffällt. Dich wird man in Erinnerung behalten. Die ganzen anderen sind oft nur Kopien von dem, was gerade ‚in' ist. Verstehst du?"

Ich nickte.

„Danke", sagte ich. Einkaufen gehen wollte ich aber trotzdem. Vorsichtshalber. Man kann ja nie wissen, ob ich nicht doch mal einen Lippenstift brauchen würde.

Was ist ein „Top-Model"?

Ein „Top-Model" ist eine junge Frau oder ein junger Mann, die oder der besonders schön aussieht. Ein weibliches Model hat meistens lange Haare, ein hübsches Gesicht und eine sehr gute, schlanke Figur. Ein männliches Model ist meistens groß, sehr schlank und körperlich gut trainiert und hat auch ein hübsches Gesicht. Top-Models sind die allerschönsten Models und verdienen eine ganze Menge Geld!

Models ziehen Kleidung an, die verkauft werden soll. Sie sehen in dieser Kleidung besonders gut aus. Deshalb denken dann viele

Leute, dass sie diese Kleidung auch haben wollen, um dann auch so gut auszusehen.

Models werden besonders schön geschminkt und zeigen anderen, welche Lippenstifte oder welches Make-up man nehmen soll, um auch so auszusehen. Auch hier spielt es eine Rolle, dass Kosmetik (also Lippenstifte, Mascara, Make-up) verkauft werden soll.

Muss man aussehen wie ein Model, um beliebt zu sein?

Die meisten Menschen sehen nicht wie Models aus. Es gibt nur ganz wenige, die Model werden könnten. Selbst, wenn jemand so gut aussieht, um Model zu sein, muss er oder sie viel tun, um weiterhin so gut auszusehen (zum Beispiel Sport machen, wenig essen, sich schminken). Vor allem junge Menschen bewundern Models wegen des guten Aussehens und finden Leute toll, die hübsch sind. Wenn sie sich Freunde suchen, schauen sie dabei aber nicht nur auf das Aussehen, denn sie wissen ja auch, dass die meisten Menschen im wahren Leben ganz normal aussehen. Ein gepflegtes Äußeres hilft zwar schon, aber wichtiger ist es, dass die „inneren Werte" gut sind, damit man beliebt bei anderen ist. Damit sind zum Beispiel Dinge gemeint wie Verlässlichkeit, Loyalität und Ehrlichkeit. Loyal ist jemand, wenn er zu seinen Freunden hält. Verlässlich ist jemand, wenn man sich auf ihn verlassen kann, wenn er immer da ist, wenn man ihn braucht. Ehrlich ist jemand, wenn er andere nicht belügt (Ausnahme: Notlügen, um die Gefühle anderer nicht zu verletzen).

Warum schminken sich Mädchen/Frauen?

Mädchen und Frauen wollen in der Regel gut aussehen. Sie fühlen sich dann meistens wohler. Es gibt auch viele, die sich schminken, um damit den Männern/Jungens besser zu gefallen. Um besser auszusehen, ziehen sie sich schön an und schminken sich. Sie malen sich die Lippen mit einem Lippenstift an, streichen mit den Fingern bräunliche Farbe (hell, dunkel) in das Gesicht (Make-up) und benutzen eine kleine Bürste mit Farbe, mit der sie Wimpern anfärben, damit sie länger aussehen (Mascara).

Du kannst dir ja mal ein Foto von einer Frau ansehen, die sich nicht geschminkt hat und von einer, die geschminkt wurde. Gefällt dir die geschminkte Frau besser? Oder die Ungeschminkte? Das kann nämlich ganz unterschiedlich sein. Manche Menschen mögen Frauen lieber, die sich nicht schminken. Auch gibt es viele Frauen, die sich nicht schminken wollen oder sogar besser aussehen, wenn sie nicht geschminkt sind. Das ist immer unterschiedlich. Wenn du nicht weißt, ob du dich schminken sollst oder nicht, probiere es einfach aus. Du musst dich aber nicht schminken, nur weil das die anderen so machen.

17　Coline und die Maiherzen

17. Mai 2005
(Coline, 15 Jahre)

 Liebes Tagebuch,

mittlerweile haben wir Mai. Das ist der dümmste Monat des ganzen Jahres. Ein ganz fieser Herz-Kitsch-Monat.

Warum? Wegen den ganzen Maiherzen und Maibäumen. In fast jeder Straße gibt es ein Haus, wo so ein doofer, aufdringlich mit bunten Bändern geschmückter Baum an der Regenrinne hängt bzw. ein fettes Maiherz an der Hausmauer prangt. Maiherzen sind besonders doof. Das sind große Herzen aus Krepp-Papier, auf denen der Name eines blöden Mädchens steht. Die Herzen bedeuten, dass ein Junge in das Mädchen verliebt ist. Igitt. Pfui.

Manche Mädchen haben sogar zwei oder drei Maiherzen oder Maibäume bekommen.

Ich habe nichts bekommen. Gar nichts. Weder ein Maiherz noch einen Maibaum.

„Ich hasse den Mai", informierte ich Opa.

„Aber warum denn das? Mai ist doch der Wonnenmonat."

„Wannenmonat?"

„Wonnenmonat, Coline. Das bedeutet, dass alle glücklich sind und ihr Leben genießen."

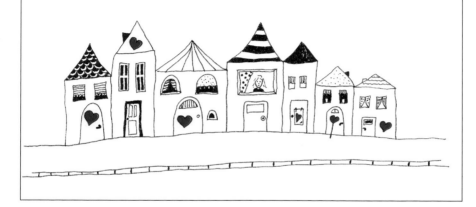

„Igitt."

„Was ist denn los, Colinchen? Irgendetwas ist doch!"

„Nichts ist."

„Nun sag schon. Ich merke das doch."

Warum muss Opa immer alles merken? Ich merke nie was bei anderen. Opa ist so nervig.

„Ich mag diese Maibäume nicht. Und die Maiherzen noch viel weniger. So!"

„Ach so. Ich verstehe."

„Was verstehst du? Gar nichts verstehst du!"

Ich rannte hoch in mein Zimmer und warf mich auf mein Bett.

Opa verstand gar nichts. Ich hatte doch auch ein Maiherz gewollt. So sehr. Ein richtig großes in grün mit meinem Namen drauf. In meiner Klasse hatten fast alle Mädchen eins bekommen. Sogar die dicke Ida und die Stinke-Anna. Das ist so ungerecht! Warum die und ich nicht?

Es klopfte an die Tür.

„Nein!", schrie ich.

„Colinchen, es tut mir leid", sagte Opa.

„Was tut dir leid?"

„Dass du traurig bist."

„Aha."

Opa ist manchmal komisch. Er kann doch nichts dafür, dass ich traurig bin. Warum entschuldigt er sich dann?

Ich wartete. Vor der Tür hörte ich Opa atmen. Er würde nicht aufgeben, bis ich ihn hereingelassen hatte. Also öffnete ich lieber gleich die Tür. Wir setzten uns auf mein Bett.

„Du bist traurig, weil du kein Maiherz bekommen hast, nicht wahr?"

Ich nickte.

„Ach Colinchen, das verstehe ich", sagte Opa.

Wir schwiegen. Dann meinte Opa: „Weißt du, ein Maiherz bekommt man nur, wenn man einen Freund hat. Aber du hast noch keinen Freund. Daher hast du auch kein Maiherz bekommen. Aber das kann nächstes Jahr ganz anders sein."

„Glaub ich nicht. Ich werde nie einen Freund haben."

„Sag das nicht! Es braucht nur ‚Klick‘ zu machen.“

„Klick?“

„Ich meine, dass es ganz schnell gehen kann mit dem Verlieben.“

„Wirklich?“

„Ganz sicher.“

„War das bei dir so?“

„Ähem. Also, früher da war sowieso alles ganz anders.“

„Wie war das denn früher?“

„Früher? Ach, Coline, anders eben. Da lernte man sich kennen und heiratete.“

„Einfach so? Sofort heiraten?“

„Nein. Natürlich nicht sofort. Aber man hatte nicht ständig eine neue Beziehung so wie heute. Weißt du, ich habe deine Großmutter gleich nach dem Krieg kennen gelernt. Sie war damals aus Ostdeutschland geflohen und hat nichts gehabt. Das hat gut gepasst, weißt du, ich hatte nämlich auch nichts.“ Opa grinste, „Dann haben wir nichts und nichts zusammengelegt und eine Familie gegründet.“

„Wie kann man nichts und nichts zusammenlegen? Dann hat man doch immer noch nichts!“

„Das habe ich nur so gesagt. Aber was ich meine, Coline, ist, dass es da draußen irgendwo den richtigen für dich gibt. Du musst nur den Tag abwarten, an dem du ihn kennen lernst.“

„Ich weiß doch längst, wer der richtige ist!“

„Ja?“ Opa zog die Augenbrauen ganz weit hoch. Das heißt, dass er neugierig ist.

„Ja. Tobias aus meiner Klasse.“

„Tobias? Kenne ich den? Ist es ein lieber Junge?“

„Natürlich! Tobias ist toll!“, rief ich.

Opa grinste.

„Magst du mir erzählen, warum er so toll ist?“

„Oh.“ Ich überlegte. Was war denn nun so toll an Tobias?

„Jeder mag Tobias“, sagte ich. „Er hat blaue Augen …“ Oder waren es braune? Mist, warum wusste ich das nicht? Die anderen Mädchen wissen immer, welche Augenfarbe ihr Freund hat.

„Und weiter?“, fragte Opa.

Ich schluckte.

„Na ja." Da fiel mir etwas ein. „Ich mag es, wie er ins Wasser springt."

„Wie er ins Wasser springt?", wiederholte Opa.

„Ja. Das sieht so schön aus. Wie ein Fisch. Er steht oben auf dem Dreimeterbrett, nimmt einen kleinen Anlauf, springt ab, gleitet wie ein Springfisch durch die Luft und dann – platsch – ab ins Wasser."

„Aha", sagte Opa.

„Genauso ist es", sagte ich.

„Mag Tobias denn Moose?", fragte Opa.

„Oh, bestimmt!" Und da fiel mir auch ein, warum ich Tobias wirklich gerne mochte. „Natürlich mag er Moose! Er hat einen Schulrucksack in genau dem gleichen Grün wie mein Lieblings-Brunnenlebermoos."

„So, so", sagte Opa. „Hat er das. Interessant."

„Ja. Das ist sehr interessant. So jemand kann nur toll sein!"

Opa schwieg.

„Findest du Tobias nicht toll?", fragte ich.

„Doch, doch", sagte Opa. „Ich meine, er wird ein netter Kerl sein, oder?"

„Ja. Ja, das ist er! Und er liebt mich! Deshalb verstehe ich nicht, warum er mir kein Maiherz geschenkt hat."

„Moment!", rief Opa. „Er liebt dich? Seid ihr ein Paar? Ich meine, wie sagt man doch heutzutage, seid ihr zusammen?"

„Wie ‚zusammen'?"

Opa drückte sich aber auch merkwürdig aus.

Er leckte sich über die Lippen. Dann grinste er plötzlich.

„Habt ihr euch schon geküsst?", fragte er.

„Igitt! Ich küsse doch keine Jungen!", rief ich.

„Ich dachte, du liebst Tobias?"

„Oh ja. Natürlich liebe ich Tobias. Ich meine, er liebt mich und deshalb muss ich ihn auch lieben, oder?"

„Hat er denn gesagt, dass er dich liebt?"

„Nein. Natürlich nicht!"

„Woher weißt du dann, dass er dich liebt?"

„Er hat mich im Sport-Unterricht in seine Mannschaft gewählt. Als drittletzte! Sonst werde ich doch immer als letzte gewählt."

„Aha", sagte Opa.

„Und er guckt im Unterricht ganz oft zu mir."

Opa wurde plötzlich lebendiger.

„Ist das wahr?"

Ich nickte. Natürlich war das wahr. Das wusste ich ganz sicher. Immerhin beobachtete ich Tobias unentwegt, um genau zu wissen, wann er wieder zu mir gucken würde. Ich beobachtete ihn so genau, dass ich schon die ganzen Karos auf seinem Lieblingshemd gezählt hatte. Auf dem Rücken waren es 143 und ein Halbes.

„Das ist gut. Das ist sehr gut, dass er dich anguckt."

Natürlich war das gut.

„Aber warum hat er mir dann kein Maiherz gebracht?"

Opa seufzte.

„Jungen sind oft nicht so mutig, Coline. Sie sind in solchen Dingen sogar schrecklich feige. Vielleicht solltest du den ersten Schritt machen?"

„Wie? Den ersten Schritt machen?"

„Na, einfach zu ihm gehen und ihm sagen, dass du, na ja, dass du ihn gut findest."

„Macht man das so?"

„Ich denke schon. Ja, so macht man das heutzutage wohl."

Komisch. Das hatte ich noch nie bei anderen erlebt. Aber wenn Opa das sagte, würde es wohl stimmen.

Heute habe ich mit Tobias gesprochen. Gleich vor dem Unterricht, damit ich es schnell hinter mich bringen konnte. Ich ging also zu der Gruppe Jungen, mit denen Tobias gerade zusammenstand. Ich stellte mich hinter ihn. Er beachtete mich nicht. Typisch. Zum Glück kenne ich einen Trick. Ich klopfte ihm auf die Schulter, so wie man auch an eine Tür anklopft. Was bei Türen funktioniert, funktioniert auch bei Menschen. Das ist keine wirkliche Regel, stimmt aber trotzdem. Tobias drehte sich um. Als er mich sah, lächelte er.

„Hi. Coline?"

„Ja, hier ist Coline. Ich wollte dir etwas sagen."

„Au. Jetzt geht's los", sagte einer der Jungen. Plötzlich sahen mich alle seine Freunde an. Sie kamen näher und bildeten einen Kreis um uns. Davon hatte Opa nichts gesagt. Auch nicht, das sich Tobias' Gesicht rot verfärben würde. Egal.

„Ich finde dich ganz gut", sagte ich.

„Uhi!", „Wow, wow, wow!" und „Küssen!", riefen da die Jungen.

Küssen? War das ein Befehl? Musste das jetzt wirklich sein? Ich sah zu Tobias. Er schaute zu Boden. Feige. Wie Opa gesagt hatte.

„Küssen!", „Küssen!", „Küssen", riefen die Jungen jetzt im Chor. Anscheinend musste man das wirklich so machen. Gut, dass die Jungen da waren und Bescheid wussten. Doch wohin sollte ich Tobias küssen? Normalerweise wohl auf den Mund, so macht das Jasmin aus meiner Klasse auch immer mit ihrem Freund. Ich betrachtete Tobias' Lippen. Sie waren rau und sahen sehr unappetitlich aus. Ich schluckte. Die Wange müsste auch reichen. Ich begutachtete seine Wangen. Auf der einen waren zwei Muttermale. Die wollte ich nicht küssen. Also die andere. Ich holte tief Luft und drückte meine Lippen auf seine Haut. Ihh. Tobias roch nach so einem komischen scharfen Parfüm. War das – Aftershave? Ich drückte meine Lippen kurz fest, dann musste es reichen. Ich wich zurück und wischte mir den Mund ab. Geschafft! So eklig hatte ich mir das nicht vorgestellt. Die Jungen fanden es aber gut. Sie klatschten und johlten.

Tobias wischte sich seine Wange ab.

„Bist du verrückt geworden?", rief er. „Du spinnst wohl."

„Küssen, küssen, küssen", riefen die Jungen schon wieder. Musste das schon wieder sein? Einmal war doch eklig genug gewesen. Zum Glück sah Tobias das genauso.

„Wage es", zischte er und rannte weg. Die anderen Jungen grinsten und lachten.

„Sind wir jetzt zusammen?", fragte ich. „Ich kenne mich da nicht so aus."

Die Jungen schauten einander an. Dann nickten sie.

„Oh ja, das seid ihr. Aber auf jeden Fall. Du musst ihn jetzt ganz oft küssen. Das liiiiiebt Tobias."

„Wirklich?", fragte ich.

„Natürlich", sagte einer der Jungen. Dann legte er seinen Arm um mich und beugte sich zu mir runter. „Und am Wochenende musst du zum ihm kommen. Bei ihm schlafen. Und dann …"

Der Junge flüsterte mir etwas ganz Ekliges ins Ohr. Sein Atem durchwirbelte meine Haare und machte meine Ohrmuschel ganz kalt. Ich konnte nicht anders und stieß ihn weg von mir.

„Ist das wahr? Muss man das so machen?", fragte ich entsetzt.

Der Junge nickte. „Das muss sein. Hab ich nicht recht, Leute?", fragte er in die Runde.

Ich sah zu den Jungen. Sie alle nickten. Mist. So hatte ich mir das nicht vorgestellt. Nee, das war nun wirklich nicht gut.

Ich rannte zum Jungen-Klo, in dem Tobias vorhin verschwunden war.

„Tobias"? rief ich hinein. Ich durfte nicht näher treten als bis zur Türschwelle, denn dieser Raum war nur für Jungen. Das ist eine Regel.

„Geh weg", rief Tobias.

„Gleich. Erst muss ich dir etwas sagen."

„Du hast schon genug angerichtet. Geh weg."

Es klingelte. Ich sah auf die Uhr. Noch fünf Minuten, dann würde die Unterrichtsstunde anfangen. Dann musste ich im Klassenzimmer sein. Tobias musste dann aber auch da sein. Also musste er jetzt gleich aus dem Toilettenraum kommen.

Er kam aber nicht. Ich sah auf die Uhr. Noch zwei Minuten. Ich hatte keine Zeit mehr.

Da öffnete sich die Tür einen Spalt breit und Tobias lugte hinaus.

„Du bist ja immer noch da", sagte er. „Du gibst wohl nie auf, was?"

„Nein. Erst muss ich dir etwas sagen."

Tobais sah sich um. Wir waren alleine.

„Schieß los!"

Losschießen? Egal.

„Wir sind kein Paar. Ich meine, wir sind nicht zusammen. Und ich werde am Wochenende nicht zu dir kommen und diese ekligen Dinge mit dir machen. Und ich werde dich auch nicht mehr küssen. Das war nämlich ganz fies. So!"

Ich rannte zum Klassenzimmer. Noch eine Minute.

„Coline! Warte doch!", rief Tobias mir hinterher.

Noch dreißig Sekunden. Frau Riemchen war genau vor mir. Ich startete zum Endspurt und – geschafft. Ich schlüpfte genau vor ihr ins Klassenzimmer. Alles war gut. Ich setzte mich auf meinen Platz und genau in diesem Moment klingelte es.

Erst fünf Minuten später kam Tobias.

„War noch auf'm Klo!", murmelte er.

„Aha", sagte Frau Riemchen.

In dieser Stunde zählte ich nicht mehr die Karos auf dem Hemd von Tobias. Ich beobachtete stattdessen, wie der Wind, der durch das geöffnete Fester hineinwehte, mit den Locken von Thomas spielte. Locken sind sowieso viel besser. Und als Thomas nach der Stunde zufällig an mir vorbei ging, sog ich die Luft tief ein. Thomas roch köstlich gut. Ich glaube, Thomas würde ich sehr gerne einmal küssen. Ich schloss die Augen und träumte davon, wie der Wind in blondem Lockenhaar spielte, im Hintergrund meine Lieblingsmusik lief und dabei hatte ich die ganze Zeit seinen wunderbaren Geruch in der Nase. Ach, Thomas …

Wie merkst du, ob du verliebt bist?

Verliebt sein fühlt sich bei jedem etwas anders an. Sicher ist, dass du dann ständig an einen anderen denkst. Du überlegst dir, was er oder sie gerade tut, wo derjenige wohl ist und fragst dich, ob er oder sie auch an dich denkt. Viele Menschen wollen am liebsten die ganze Zeit über in der Nähe des Geliebten sein. Sie wünschen sich, mit ihm zu sprechen, sich zu berühren, zu küssen oder zu umarmen.

Und wie fühlt es sich an, denjenigen zu treffen? Dann bist du aufgeregt. Es kann sein, dass du schwitzt oder dass dein Herz ganz schnell klopft. Vielleicht hast du auch ein komisches kribbelndes Gefühl im Bauch, von dem viele Menschen sagen, sie hätten „Schmetterlinge im Bauch".

Meistens findest du – wenn du verliebt bist – alles toll, was der andere sagt oder tut. Wenn du zu jedem sagst, wie toll derjenige ist, dann schwärmst du von ihm.

Vielleicht wünschst du dir, irgendwann einmal mit dem anderen zusammen zu sein. Vielleicht findest du es aber auch einfach nur schön, von demjenigen zu träumen. Beides ist in Ordnung.

Warum verliebt man sich?

Es gibt viele Gründe, warum man sich in einen Menschen verlieben kann. Manchmal verlieben sich Menschen in das Aussehen eines anderen. Ein Mann findet vielleicht eine Frau sehr schön und möchte sie berühren. Oder einer Frau gefällt, wie ein Mann aussieht und möchte ihn kennen lernen.

Man kann sich aber auch in einen Menschen verlieben, weil man ihn besonders klug, höflich oder witzig findet oder weil er gute Ideen hat.

Es kommt auch vor, dass man sich in die Stimme einer Person verliebt oder in ihre Art zu gehen oder zu tanzen. Oft ist es aber so, dass mehrere Gründe zusammen kommen. Und wenn man erst mal richtig verliebt ist, dann findet man sowieso (erstmal!) alles an dem anderen ganz toll!

Wer macht den „ersten Schritt" und wie?

Den „ersten Schritt machen" bedeutet, dass man jemanden zuerst anspricht oder ihm durch seine Körpersprache mitteilt, dass man ihn mag.

Früher war es so, dass der Junge diesen ersten Schritt machte. Heute kann das genauso gut ein Mädchen machen. Wer auch immer den ersten Schritt macht, macht auf sich aufmerksam. Ein Junge lädt ein Mädchen zum Beispiel ins Kino oder auf eine Cola ein. Er sagt dann so etwas wie: *„Hast du Lust, mit mir ins Kino zu gehen?"*, oder: *„Möchtest du mit mir eine Cola trinken gehen?"*

Wenn du dich verliebt hast und gerne den ersten Schritt machen möchtest, aber nicht weißt wie, frage einen guten Freund oder eine Freundin. Sie haben bestimmt einen Tipp für dich. Auch dazu, wie man flirtet!

Wie flirtet man?

Flirten beginnt meistens mit Blickkontakt. Wenn ein Junge ein Mädchen toll findet, kann er durch Blicke und ein Lächeln zeigen, dass er das Mädchen mag. Wenn das Mädchen dem Blick standhält oder nach erstem (verschämten) Weggucken immer wieder sucht und lächelt, dann glaubt der Mann, ihr Interesse geweckt zu haben. Er kommt dann wahrscheinlich näher und fragt, ob er sich zu ihr setzen darf.

Wenn die beiden dann ins Gespräch gekommen sind, geht das Flirten weiter. Jemand, der mit einem flirtet, sagt lauter nette Dinge. Er macht Komplimente, wie zum Beispiel:

„Du hast ein bezauberndes Lächeln!"

„Wie du das gerade gesagt hast, hat mir sehr gut gefallen!"

Während man Komplimente macht, lächelt man und schaut dem anderen in die Augen.

Manchmal kann alles ganz schnell gehen: Man flirtet, kommt ins Gespräch und liegt sich bald in den Armen oder küsst sich. Manchmal verabredet man sich aber erst für ein weiteres Treffen. Vielleicht kommt es dann zu Zärtlichkeiten oder auch nicht.

Was auch immer nach dem Flirten passiert – wichtig ist, dass beide es wollen.

Einige Tipps für das Flirten

1. Starre den anderen nicht an. Schau ihm zwar in die Augen und lächle, aber schaue ab und zu auch mal wieder weg. Wer jemandem zu lange in die Augen starrt, wirkt wie ein Angreifer. Dein Objekt der Begierde (also die Person, die du toll findest) wird dann eher flüchten.
2. Fasse Mut und sprich den anderen an, wenn er sich nicht traut. Solche Gelegenheiten sollte man nicht verpassen! Wenn sich keiner traut, den ersten Schritt zu machen, passiert gar nichts.
3. Achte auf die Regeln der Gesprächsführung! Wenn du flirtest, solltest du viele Fragen stellen, um dem anderen zu zeigen, dass er dich interessiert. Höre lieber zu als die ganze Zeit von dir zu reden.
4. Verschränke deine Arme nicht vor deinem Körper. Lasse die Hände und Arme locker auf dem Tisch liegen oder stütze mit

einer Hand dein Kinn ab. Eine „offene" Haltung zeigt Interesse. Verschränkte Arme bedeuten, dass du auf Abwehr gehst!

5. Erzähle auf keinen Fall zu schnell von deinen Problemen oder irgendwelchen Krankheiten. Zeige dem anderen auch noch nicht zu offen deine Schwächen. Das kann alles später noch passieren.
6. Komme dem anderen nicht gleich zu nahe. Halte angemessenen Körperabstand. Sei geduldig.
7. Versuche, locker zu wirken. Wenn du nicht weißt, wohin mit deinen Fingern, nimm einen Stift oder einen anderen Gegenstand in die Hand.
8. Lächle und mache Komplimente. Aber nicht zu viele!

Woher weißt du, dass sich ein Junge/Mädchen für dich interessiert?

Wenn sich jemand für dich interessiert, schaut er oder sie dich oft an. Das macht derjenige oft heimlich, und guckt genau dann zu dir, wenn er glaubt, du schaust nicht zu ihm hin. Er macht das, weil er sowieso ständig an dich denken muss und seine Blicke ganz von alleine immer zu dir wandern wollen.

Wenn er oder sie mit dir spricht, kann es passieren, dass sein Gesicht eine rote Farbe bekommt. Das bedeutet, dass er aufgeregt ist. Vor Aufregung kann es passieren, dass er beim Sprechen stottert oder komische Dinge sagt. Das ist ihm dann peinlich und er wird noch röter im Gesicht.

Wenn ihr euch verabredet und derjenige dich danach wieder treffen möchte, dann ist er wirklich an dir interessiert. Dann will er nicht nur kurz mit dir eine nette Zeit haben, sondern lange und oft in deiner Nähe sein.

Wann küsst man sich?

Wenn man sich trifft, kann es passieren, dass dich der andere küssen möchte. Er kündigt das mit seinem Verhalten an. So schaut er dir vielleicht lange in die Augen und bewegt dann langsam sein Gesicht auf dein Gesicht zu. Er spitzt seine Lippen und wird seine Lippen auf deine Lippen pressen wollen. In diesem

Moment kannst du dich noch entscheiden, ob du geküsst werden willst oder lieber den Kopf weg bewegst.

Beim Küssen kann es passieren, dass der andere versucht, mit seiner Zunge mit deiner Zunge zu spielen. Das mag nicht jeder. Wenn dir das unangenehm ist, musst du das dem anderen sagen. Denn er darf nichts machen, bei dem du dich nicht gut fühlst.

Merke!
Lass dich nur berühren, wenn du das schön findest! Küsse den Jungen nur, wenn du das auch willst. Wenn nicht, sage ihm: *„Hör bitte auf. Ich möchte nicht"* oder gehe weg. Das gilt natürlich auch für Jungen, die nicht von Mädchen geküsst werden wollen!

Gehe nie mit einem Jungen oder einem Mann alleine mit nach Hause, von dem du nicht berührt werden möchtest. Wenn du noch jung bist, gehe nur in Begleitung einer Freundin oder deiner Eltern hin. Auch das gilt für Jungen ebenso wie für Mädchen.

---

18   Darf ich bitten? Tanz-Kurs

14. Oktober 2005
(Coline 15 Jahre)

 Liebes Tagebuch,

alles begann damit, dass eines Tages im Klassenzimmer gelbe Zettel
ausgeteilt wurden. Es waren so kleine, schwarz bedruckte, auf de-
nen Werbung stand. Ich warf den Werbezettel gleich in den Mülleimer. Die anderen fanden den Zettel sehr interessant.

Die Werbung kam von einer Tanzschule und kündete irgendetwas
an. Was, hatte ich nicht gelesen. Das interessiert mich in etwa so viel
wie Mamas neue Frisur, nämlich gar nicht.

„Gehst du hin?", fragten sich die Schüler gegenseitig.

„Na, klar!"

„Logo!"

„Wer lässt sich das schon entgehen?"

Irgendwann fragte Katja: „Was ist denn mit dir, Coline? Kommst du
auch?"

„Wohin?", fragte ich.

„Na, zur Tanzschule."

„Tanzschule?"

„Ja, wir gehen alle. Sogar die Jungen", sagte Elvira und die Mädchen zwinkerten sich zu.

Ich schluckte. Wenn alle gingen, dann hieß das wohl, dass man das
tun musste. Also blieb mir nichts anderes übrig, als zu nicken.

„Klar. Ich komme auch."

„Schön. Morgen ist die erste Stunde. Die ist sogar gratis."

„Aha", sagte ich. Geld sollte man für diese Schule also auch noch
bezahlen. Was Opa wohl dazu sagen würde? Er war bestimmt nicht
begeistert. Zumal er gestern erst tanken gewesen war und davon immer ganz schlechte Laune kriegt.

Als ich nach Hause kam und Opa mir die Tür öffnete, sagte ich:
„Ich muss zur Tanzschule gehen."

„Tanzschule? Nun komm doch erst mal rein, Coline. Mmh, Tanz-schule. Das hört sich interessant an."

„Gar nicht interessant. Eher langweilig. Aber ich muss da trotzdem hin. Alle müssen."

„Tanzen lernen kann nie schaden. Weißt du, ich war auch in der Tanzschule. Mit deiner Oma zusammen. Wir waren damals erst wenige Wochen ein Paar. Ich bin ihr andauernd auf die Füße getreten. Und sie fand das gar nicht schlimm."

Opa seufzte.

„Igitt", sagte ich. „Ich hasse es, wenn man mir auf die Füße tritt. Was gibt es denn zum Essen?"

„Linsensuppe. Das war übrigens das Lieblingsgericht deiner Oma."

Opa redete das ganze Mittagessen über von meiner Oma. Ich habe sie nie kennen gelernt. Die Oma war lange vor meiner Geburt an Krebs gestorben.

Opa redete und redete. Jetzt erzählte er zum zweiten Mal, dass Oma in ihrer ersten Tanzstunde ein rosafarbenes Kleid angehabt habe.

„Opa!", schrie ich. Opa zuckte zusammen. Aber er war endlich still.

„Ich brauche Geld", kündigte ich an. „Morgen noch nicht. Aber danach kostet es was."

„Das ist doch klar. So etwas kostet immer."

„Immer? Die Schule, in die ich sonst gehe, kostet nichts."

„Schon. Aber wenn man an einem Kurs teilnimmt, eben zum Bei-spiel einem Tanzkurs, kostet das was. Davon leben die Lehrer, die einem das beibringen."

„Und wovon leben die Lehrer in der Schule? Wer gibt denen das Geld?"

„Der Staat. Und der Staat nimmt es von den Bürgerinnen und Bürgern. Deswegen bezahlen wir Steuern."

„Also ist es nicht schlimm, dass die Tanzschule Geld kostet? Ich muss da ja hingehen, verstehst du? Zur Schule muss man gehen. Das ist eine Regel."

„Das ist in Ordnung, Coline. Die Tanzschule muss man einfach besucht haben. Ich erinnere mich noch …"

„Ich muss jetzt Hausaufgaben machen", sagte ich, bevor Opa zum dritten Mal von Omas rosafarbenem Kleid erzählen konnte.

Der nächste Tag war sehr hart. Nach der Schule lief alles anders ab als gewöhnlich. Ich musste schneller zu Mittag essen und dann mitten drin die Hausaufgaben unterbrechen. Es war höchste Zeit, zur Tanzschule zu fahren.

„Ich hol dich um sechs Uhr wieder ab", sagte Opa. Er gab mir zwei Euro. „Kauf dir eine Cola, ja? Vom Tanzen wird man durstig."

Dann war Opa weg. Ich sah auf die Geldmünze in meiner Hand. Hatte Opa vergessen, dass ich keine Cola mag?

Ich betrat dieses Gebäude namens „Tanzschule" und kam in einen seltsamen Raum. Es standen keine Möbel rum, aber ringsherum waren Spiegel an den Wänden. Fast meine ganze Klasse war hier versammelt.

Es war dämmrig. Ich sah zwei Leute, die nicht zu meiner Klasse gehörten, eine Frau mit einem langen blonden Pferdeschwanz und einen Mann mit schwarzen, spitzen Schuhen. Das Licht flackerte. Aus den Lautsprechern kam Musik. Madonna. Ich kannte das Lied. Katja hörte es ständig auf ihrem MP3-Player, laut genug, dass ich alles mithörte.

Ich stellte mich abseits von den anderen in eine Ecke. Ich kam mir hier völlig falsch vor. Am liebsten wäre ich wieder rausgegangen. Zu spät. Elvira sah mich an und winkte mir zu.

„Coline. Komm doch zu uns."

Ich stellte mich zu den Mädchen. Sie hatten knappe Glitzertops an oder Shirts mit tiefem Ausschnitt. Ich sah auf mein Lieblings-T-Shirt mit Lisa von den Simpsons und es sah plötzlich komisch aus.

Dann ging es endlich los. Das Licht ging an und der Typ mit den spitzen Schuhen stellte sich vor: „Hi. Ich bin der Toni. Euer Tanzlehrer. Am besten fangen wir gleich an. Ganz klassisch: Mit Walzer."

„Super. Das kann ich schon!" kreischte Katja. Sie sollte zusammen mit Toni vortanzen. Ich sah, wie die beiden über die Tanzfläche

„Und, Coline? Fandest du es auch so cool?", fragte irgendwann Elvira.

„Na ja", sagte ich. „War ganz okay."

„Ganz okay? Mensch Coline, das war der Oberhammer. Ich kann es kaum erwarten, bis wieder Donnerstag ist und es weitergeht. Geht es dir auch so?"

„Nein."

„Nein? Warum nicht?"

„Ich geh da nicht mehr hin", sagte ich.

„Warum denn das?", mischte sich jetzt Claudia ein.

„Mit mir will eh keiner tanzen", sagte ich leise.

„Quatsch! Das bildest du dir nur ein. Natürlich wird jemand mit dir tanzen. Hat doch gestern auch geklappt. Außerdem", sagte Claudia und beugte sich zu mir: „Ich hab gehört, dass Kai was von dir will. Der guckt die ganze Zeit zu dir. Sagt Andi."

„Wirklich?", fragte ich. Claudia nickte.

Ich überlegte. Kai war okay. Wenn das wirklich stimmte, wenn sich wirklich jemand für mich interessierte, in mich verliebt war, ach, das wäre zu schön, um wahr zu sein …

„Wirklich?", fragte ich noch mal. Claudia und Elvira grinsten. Dann sahen sie sich an und nickten wieder.

„Klar", sagten sie jetzt sogar im Chor.

Dann musste es stimmen. Ich lächelte. Ich hatte meine Meinung geändert. Ich würde den Tanzkurs doch weitermachen. Und nächste Woche würde Kai mit mir tanzen. Ganz bestimmt würde er das. Und niemals mehr bräuchte ich die fette Hand von Dennis auf meinem Körper zu spüren.

Worauf achtet man, wenn man Leute zum ersten Mal irgendwo sieht?

Wann immer du auf die Straße, zu einem Ereignis oder an einen bestimmten Ort gehst, triffst du viele Menschen. Meistens laufen Menschen aneinander vorbei, ohne sich besonders zu beachten. Auch, wenn man in einem Restaurant sitzt, ist es egal, ob man die Menschen dort genau ansieht oder einfach nur etwas liest oder vor sich hin schaut. Es ist aber wichtig, auf Menschen zu achten, wenn man zum Beispiel in eine Tanzschule geht oder in eine neue Schulklasse. An diesen Orten macht man etwas gemeinsam und daher ist es wichtig, die anderen Menschen dort zu kennen. Wenn du das erste Mal in eine neue Schulklasse oder in die Tanzstunde kommst, solltest du daher auf die Leute achten, die da sind.

Auf Leute achten bedeutet, dass du dir ihre Gesichter anschauen sollst. Gesichter verändern sich nicht besonders, außer, sie werden zum Beispiel geschminkt. Meistens erkennt man die Gesichter aber trotzdem wieder. Achtest du stattdessen nur auf die Schuhe, eine Kette oder die Bluse einer Person, dann kannst du die Person wahrscheinlich beim nächsten Mal nicht gleich wieder erkennen. Menschen wechseln ihre Kleidung zu oft, um sich darauf zu verlassen.

Schau dir also die Augen, die Nase und den Mund genau an und merke dir den Namen der Person. Du kannst sie dann wiedererkennen und beim nächsten Mal zum Beispiel sagen: *„Hallo, (Name der Person), schön, dich hier zu sehen"*. So kannst du Kontakt zu jemandem bekommen.

Wenn es dir schwer fällt, dir die kompletten Gesichter zu merken, dann versuche, dir ein Detail besonders gut einzuprägen. Du könntest dir die Nase oder die Form der Lippen merken.

Darf man ablehnen, wenn man zum Tanz aufgefordert wird? Wenn ja, wie macht man das am besten?

Menschen fordern sich manchmal zum Tanzen auf. Auffordern bedeutet, dass ein Mann zu einer Frau geht und sagt: *„Darf ich bitten?"* oder: *„Möchtest du mit mir tanzen?"*. Eine Frau kann aber auch zu einem Mann gehen und ihn auffordern.

Sich gegenseitig zum Tanzen auffordern geschieht normalerweise in einer Tanzschule, in einer Diskothek oder auf einer Feier (zum Beispiel Hochzeitsfeier). Manchmal freut man sich, wenn man aufgefordert wird. Das ist dann der Fall, wenn man von jemandem aufgefordert wird, den man gut aussehend oder sympathisch findet. Wenn man aber von einer Person aufgefordert wird, die man nicht mag, dann hat man keine Lust, mit ihr zu tanzen.

Solltest du einmal von einer Person zum Tanzen aufgefordert werden, die du gar nicht magst, dann könntest du sagen: *„Nein, danke".* Wenn du etwas mehr sagen willst, dann könntest du auch eine Ausrede benutzen, zum Beispiel: *„Nein, danke. Ich möchte mich grade ausruhen"* oder *„Ich fühle mich gerade nicht so wohl"* oder *„Ich hab da drüben gerade jemanden gesehen, zu dem ich gehen wollte".* Wenn du eine Ausrede benutzt, dann fühlt sich die andere Person nicht so gekränkt. Es ist nämlich sehr unhöflich, wenn man einfach sagt: *„Nee, mit dir nicht".* Das verletzt die Gefühle der anderen Person.

Was bedeutet „mit jemandem zusammen" sein, wenn es um Liebe geht?

„Mit jemandem zusammen sein" bedeutet, dass man eine Liebesbeziehung zu einer anderen Person hat. Männer können mit Frauen (und Frauen mit Männern), Frauen mit Frauen und Männer mit Männern zusammen sein. Wenn man mit jemandem zusammen ist, hält man dessen Hand, umarmt einander oder küsst sich. Menschen, die zusammen sind, haben meistens Sex miteinander. Das sollte aber erst zu einem späteren Zeitpunkt passieren, wenn man sich gut kennt und Vertrauen zueinander hat. Auch ist es gut, damit zu warten, bis man reif genug dafür ist. Das bedeutet, dass man so viel körperliche und seelische Nähe schon haben möchte. Wenn du nicht genau weißt, ob du schon reif genug bist, frage deine Eltern oder sprich mit deinem Freund oder deiner Freundin darüber.

204

19   Lauter Rätsel: Disko, Alkohol, Zigaretten und so

24. Juni 2006
(Coline 16 Jahre)

 Liebes Tagebuch,

Steffi war sehr aufgeregt. Sie hatte sich für den großen Tag extra zwei neue Kleider gekauft: Eins für die feierliche Zeugnisvergabe in der Schule und ein zweites für die Party am Abend. Steffi sollte heute ihr Abiturzeugnis bekommen. Das ist eine ganz große Sache und wird ordentlich gefeiert.

Steffi ist drei Jahre älter als ich und die Tochter von unseren Nachbarn aus dem Haus gegenüber. Mama und Steffis Mutter sind befreundet. Früher bin ich mitgegangen, wenn Mama Steffis Mutter besucht hat. In letzter Zeit habe ich das nicht mehr getan. Steffi hat seit einem Jahr einen Freund und da stör ich nur.

Umso mehr überraschte es mich, als Steffi vor einigen Tagen auf dem Schulhof zu mir kam.

„Coline", sagte sie. „Du weißt doch, dass ich am nächsten Samstag mein Abiturzeugnis bekomme. Ich möchte dich fragen, ob du auch kommen magst? Es wird abends richtig was abgehen."

„Was denn abgehen?"

„Na , eine super Fete! Wir fahren in die Rattenfalle. Du weißt schon, DIE Disko in der Gegend. So etwas hast du noch nicht erlebt!"

Ich überlegte, ob ich so etwas überhaupt erleben wollte. Steffi ließ aber nicht locker. Sie schwärmte die ganze Zeit davon, wie toll es werden würde. Doch je mehr sie von Musik, tanzen, vielen Menschen und „Partystimmung" erzählte, desto stärker wurde in mir das Gefühl, dass das absolut nichts für mich sein konnte. Ich schüttelte den Kopf.

Steffi konnte manchmal genauso hartnäckig sein wie ich.

„Bitte, Coline, bitte. Es würde mir viel bedeuten. Wir kennen uns doch schon so lange. Außerdem würde es dir bestimmt mal gut tun.

Du gehst doch nie raus. Du verpasst so viel. Komm, es ist doch nur einmal. Bitte!"

Steffi schien es wirklich wichtig zu sein. Ich weiß bis heute nicht, warum, aber ich sagte schließlich „Ja".

„Versprochen?", fragte Steffi noch mal nach. Es war ein Trick. Steffi wusste genau, dass ich ein gegebenes Versprechen niemals brechen würde. Trotzdem nickte ich.

„Versprochen", sagte ich.

Und dann war der Samstag auch schon gekommen. Gleich am Morgen sollte die Abschiedsfeier für die Abiturienten in der Schule stattfinden. Es war ungewohnt für mich, an einem Samstag zur Schule zu gehen. Ich hatte deswegen schon den ganzen Freitag schlechte Laune gehabt.

Je näher außergewöhnliche Aktionen rücken, die nicht zur normalen Wochenroutine gehören, desto schlechter geht es mir. Das war schon immer so gewesen. Aber ich hatte nun mal „Ja" gesagt und musste da jetzt durch. Ich hatte sogar ein Geschenk für Steffi: Einen großen bunten Blumenstrauß aus unserem Garten und ein Foto, auf dem wir beide und mein Häschen Trixi zu sehen sind. Trixi ist schon lange tot und entsprechend alt ist das Foto. Es hing bisher in meinem Zimmer. Da Steffi Trixi aber auch so gerne gemocht hat, habe ich mich entschlossen, es ihr zu schenken. Auch wenn es mir schwer fällt, mich davon zu trennen.

In der Schule fing es mit einer langen Messfeier in der Kirche an. Steffi durfte sogar ganz vorne beim Priester etwas laut vorlesen. Danach versammelten sich alle in der Turnhalle, wo Reden gehalten wurden. Als letzter war ein Elternvertreter dran. Er beendete seine Rede mit dem Satz „Menschen ohne Rückgrat gibt es schon genug." Ich überlegte, was er wohl damit meinen könnte. Und ich überlegte, ob ich wohl ein Mensch mit oder ohne Rückgrat bin.

Danach wurden die Abiturienten einzeln nach vorne gerufen und durften sich ihr Zeugnis abholen. Steffi war ganz rot vor Aufregung. Als wir später draußen auf dem Schulhof zusammenstanden, zeigte sie mir ihr Zeugnis. Sie hatte fast nur Zweien und Einsen und war sehr stolz.

Steffi fuhr mit ihrer Familie und ihrem Freund in ein Restaurant zum Mittagessen. Ich konnte erst mal nach Hause gehen. Heute Abend würde Steffi mich abholen kommen, damit wir zusammen auf diese Fete gehen, die so toll werden sollte.

Ich hatte Angst. Mir war richtig flau im Magen.

„Bringt Steffi dich auch wieder nach Hause?", wollte Opa wissen.

„Weiß nicht", sagte ich.

„Bestimmt", sagte Mama. „Steffi ist doch so vernünftig. Die wird schon gut aufpassen."

Mama vertraute Steffi. Sie fragte auch nicht, wie lange ich wegbleiben würde. Zum Glück. Ich wusste es ja selbst nicht. Woher sollte ich auch wissen, wann Steffi sagen würde, dass es genug sei? Das alles war sehr beunruhigend.

Als Steffi mit ihrem Auto vorfuhr, hatte ich furchtbare Bauchkrämpfe. Ich hätte mich am liebsten ins Bett gelegt. Aber ich hatte es nun mal versprochen. Also stieg ich zu ihr ins Auto und versuchte zu lächeln. Steffi sah gut aus. Sie hatte Glitzerpuder auf Gesicht, Arme und Dekollete verteilt und war geschminkt, wie diese Frauen in Zeitungen auch immer geschminkt sind.

Steffi strahlte, als ich ihr sagte, wie hübsch sie aussehe. Dann holte sie aus ihrer Handtasche das Bild von uns beiden und Trixi. „Das ist ab heute mein Glücklichmacher", sagte Steffi und zwinkerte mir zu. Dann fuhr sie los. Unterwegs hörten wir leise Musik im Auto und Steffi erzählte davon, dass sie Tierärztin werden wolle. Ich hätte ihr ewig weiter zuhören und niemals an der Disko ankommen wollen. Doch leider trat Steffi viel zu schnell auf die Bremse und wir standen auf einem großen Parkplatz. Nur mit Mühe hatte Steffi überhaupt noch einen freien Parkplatz finden können. Jetzt stieg sie aus und ging auf einen großen Betonklotz zu, der rings herum mit Laserlicht bestrahlt war. Von dem Licht war ich ganz geblendet und hatte Mühe, Steffi zu folgen. An der Tür zeigte Steffi unsere Eintrittskarten vor. Dann schubste sie mich rein, rannte aber gleich an mir vorbei und fiel kreischend ihren Freundinnen um den Hals. Sie küssten sich rechts, links, rechts, schrieen durcheinander und stürzten dann auf einen der Tische zu, wo schon andere aus ihrer Jahrgangsstufe saßen.

Ich wusste nicht, was ich machen sollte. Hinterhergehen? Stehen bleiben? Steffi drehte sich um und winkte mir zu. Ich trottete ihr hinterher. Die Mädchen setzten sich an den Tisch und ich musste mich dazu setzen. Dann kam ein Kellner und fragte, was wir trinken wollen.

„Prosecco", kreischten Steffi und ihre Freundinnen. Ich nahm ein Wasser.

„Wie langweilig", sagten die anderen. Steffi meinte, ich müsse nur erst mal richtig warm werden und die Nacht sei ja noch lang.

Es kamen immer mehr Leute aus Steffis Jahrgangsstufe an. Sie brüllten durch die Gegend, viele rauchten und es stank so fürchterlich, dass ich manchmal kaum noch Luft bekam. Das Licht wurde immer schlimmer. Es flackerte bunt hin und her und der viele Qualm sorgte für zusätzliche irritierende Effekte.

„Mucke, Mucke", riefen da welche und da geschah das Fürchterliche: Die Musik ging an und das in einer Wahnsinns-Lautstärke. Mir drehte sich alles. Ich hatte das Gefühl umzukippen.

„Willst du einen Joint?", fragte mich da jemand von hinten.

„Einen was?" Mir tat der Kopf weh.

„Na, etwas, damit du besser drauf bist. Dich etwas entspannen kannst." Ein schmieriger Typ hielt mir eine merkwürdig gerollte Zigarette hin.

„Nein danke", sagte ich. Da sah ich, dass Steffi längst so ein unheimliches Teil rauchte. Ich hätte am liebsten laut aufgeschrieen, so widerte mich das an. Es kam mir wie ein Verrat vor. Seit wann rauchte Steffi?

Ich flüchtete in eine etwas ruhigere Ecke. Hier war das Licht schummerig und blendete nicht mehr so sehr. Dafür lagen aber auf einer Couch an der Wand ein Junge und ein Mädchen und schmusten wie verrückt. Igitt. Jetzt schob er sogar seine Hände unter ihr durchscheinendes Top und sie stöhnte auf.

Ich wollte das nicht sehen. Mir war das peinlich. Wo sollte ich hingucken? Die beiden schien meine Anwesenheit jedenfalls gar nicht zu stören. Ich sah verlegen zu Boden. Ich könnte auf die Toilette gehen. Obwohl ich eigentlich gar nicht musste, aber dann hätte ich zumindest kurz meine Ruhe.

Ich ließ meine Augen durch den Raum wandern. Am anderen Ende waren zwei Türen. Das mussten die Toiletten sein. Ich holte tief Luft, dann bahnte ich mir einen Weg durch die wild durcheinander hüpfenden, schreienden, johlenden, rauchenden, trinkenden und werweiß-was-noch-alles-tuenden Menschen. Endlich stand ich vor einer Tür, auf der ein kleines Schild ein Strichmännchen mit Röckchen und langen Locken zeigte. Das war die Damentoilette.

Ein ekelhafter Geruch – eine verderbliche Mischung aus Erbrochenem, Urin und Alkohol – schlug mir entgegen. Ich überdachte kurz, ob es wirklich eine gute Idee gewesen sein konnte, dorthin Zuflucht suchen zu wollen. Ein fieser Schubs von hinten, der mir durch Mark und Bein ging, ließ mich zu dem Entschluss kommen, dass Gestank besser war als dieses alle Sinne überreizende Chaos.

Auf der Toilette war es bereits sehr voll. An den Waschbecken standen Mädchen und schminkten sich. Manche taten es gegenseitig, andere zogen mit vielen Verrenkungen vor dem Spiegel den Lippenstift nach, eine klebte sich Wimpern an und wieder eine andere bedeckte ihre Haut mit einem beigefarbenen Puder, der mich niesen ließ. Zwei Mädchen standen neben dem Heißlufttrockner und eine von ihnen nähte der anderen eine Naht am Top zu, die aufgesprungen war.

Die Toilettenkabinen waren leer. Ich betrat die erste und flüchtete mit einem aufsteigenden Brechreiz wieder in den Flur. Die ganze Toilette war mit Erbrochenem bedeckt. In der nächsten lag ein gebrauchter Tampon auf dem Boden und in der dritten und letzten hatte jemand vergessen abzuziehen. Da ich mittlerweile wirklich ein Bedürfnis verspürte, musste ich mit dieser Toilette vorlieb nehmen. Ich hielt die Luft an und spülte als erstes ab. Dann hockte ich mich darüber, wohl bedacht, auch ja kein Stück meiner Haut oder Kleidung an die eklige Toilette kommen zu lassen. Währenddessen las ich die Sprüche, die irgendwer an die Wand gemalt hatte:

„Ich habe einen, der 30 Zentimeter lang ist. Ruf mich an." - „Ihh, das muss ja weh tun." – „Was machst du eigentlich auf der Mädchentoilette? Raus hier!"

Ich verstand das Geschreibsel nicht. Aber so viel konnte ich mir schon denken: Der Inhalt war bestimmt obszön und hatte etwas mit

Sex zu tun. Darüber reden die anderen sowieso andauernd. Als sei dies die interessanteste Sache der Welt. Und wer nicht mitreden kann, der gilt als prüde oder homosexuell. Oder man bemitleidet denjenigen, weil er oder sie keinen abbekommen habe. Ha! Als wollte ich „einen abbekommen"! Ich hatte nun wirklich keinen Bedarf an einem Typen. Der würde mich nur Zeit kosten, die ich viel sinnvoller in anderes investieren könnte. Zum Beispiel in meine Studien zu der Vermehrung von Pantoffeltierchen. Oder in die Trinkwasseruntersuchung, die ich angesetzt hatte. Ich bekam Heimweh. Ich wollte nach Hause.

Es war jetzt halb zehn. Ob das reichen würde? Ich musste Steffi fragen.

Es war gar nicht so einfach, sie zu finden. Endlich sah ich sie an einem Stehtisch mit einigen komischen Typen. Diese hatten bunt gefärbte Haare, alle möglichen Körperteile durchstochen und aufdringliche Tätowierungen. Steffis kichernde Freundinnen standen ebenfalls dort.

Ich traute mich nicht, Steffi anzusprechen. Sie war gerade beschäftigt. Es musste wohl irgendein Spiel sein. Sie hatte vor sich auf dem Tisch ein weißes Pulver aufgestreut, das sie mit einem zusammengerollten Blatt Papier einatmete. Komisches Spiel. Aber hier war ja sowieso alles komisch. Als ich dann aber sah, was dieses zusammengerollte Blatt Papier war, stockte mir der Atem: Es war das Bild von Trixi, mein heiß geliebtes Kaninchen-Bild! Und dann hörte ich, wie einer der Typen auch noch sagte: „Echt so was von abgefahren. Schnee mit 'nem Kinderfoto reinziehen. Echt geil, geil, geil! Mann, ihr seid so geil drauf."

Steffi bemerkte mich plötzlich. Sie sah mich an und ließ das zusammengerollte Foto sinken. Langsam öffnete sie ihren Mund. Ich glaube, sie wollte etwas sagen. Ich wollte ihr aber nicht zuhören. Ich schüttelte den Kopf mit Tränen in den Augen und rannte hinaus. Es war mir egal, dass ich dabei mit einigen ekelhaften Typen zusammenstieß und wüst beschimpft wurde.

Draußen rannte ich weiter, bis ich auf dem Parkplatz weinend Zuflucht zwischen den Autos fand. Die kühle Luft und das fahler werdende, letzte Sonnenlicht taten gut. Ich stand lange da und konzentrierte mich aufs Atmen. Dann nahm ich mein Handy aus der Tasche und rief zu Hause an. Eine Viertel Stunde später war Mama da. Sie sagte nichts, als wir nach Hause fuhren. Ich sprach erst, als wir vor unserem Haus hielten.

„Was ist Schnee?", fragte ich.

Mama sah mich an. Eine Antwort bekam ich nicht.

Was ist eine „Disko" und wozu ist sie da?

„Disko" ist die Abkürzung für Diskothek. Eine Diskothek ist ein Ort, an dem Menschen zu lauter Musik tanzen. Oft hängen an der Decke über der Tanzfläche große Lampen, die buntes Licht auf die Tanzfläche strahlen. Die Musik dort ist sehr laut, so dass man sich kaum unterhalten kann. In Diskos treffen sich vor allem jüngere Leute (Jugendliche und junge Erwachsene), um andere junge Leute kennen zu lernen. Oft suchen sie in einer Disko einen Freund oder eine Freundin. In Diskos trinken die Leute oft Alkohol. Das tun sie, weil sie glauben, dadurch in bessere Stimmung zu kommen.

Was bedeutet „gut drauf sein"?

Wenn jemand „gut drauf" ist, hat er sehr gute Laune. Er ist fröhlich, lacht und erzählt viel. Vielleicht tanzt jemand auch, der gut drauf ist. Wenn man gut drauf ist, umarmt man schneller als sonst andere Menschen. Man hat das Gefühl, alle Menschen sind nett und mögen einen. Das Leben erscheint einem mit einem Mal wunderschön.

Was sind Drogen?

Eine Droge ist ein Wirkstoff, der im Körper Veränderungen hervorruft. Das können Tabletten sein, die man nimmt, oder Pulver, das Leute essen, einatmen oder sich spritzen. Man sagt auch Rauschgift oder Rauschmittel dazu, weil das Gift (also die Droge) im Körper einen Rauschzustand auslöst.

Wenn Leute Alkohol trinken, fühlen sie sich oft zuerst sehr fröhlich. Sie finden, dass sie „gut drauf" sind. Das kann auch bei anderen Drogen passieren. Die Gefahr ist, dass der Körper sich an die Drogen gewöhnt und bald immer mehr davon verlangt. Wenn man dann nicht mehr aufhören kann, Drogen zu nehmen, wird es zu einer Sucht.

Zigaretten können auch süchtig machen, obwohl sie keine Rauschzustände auslösen. Die Inhaltsstoffe von Zigarette gelten auch als ungesund und werden von einigen auch als Droge angesehen. Aber auch Alkohol (Bier, Wein usw.) gilt als Droge und Rauschmittel. Manche Menschen, die besonders harte Drogen nehmen, hören im Rauschzustand Stimmen oder sehen Dinge, die sonst niemand sieht. Das kann gefährlich werden!

Was ist ein Rauschzustand?

Rauschzustände sind Empfindungen von unbegrenzter Freude oder Begeisterung für irgendetwas. Im Rausch nehmen manche Menschen Geräusche oder Berührungen viel intensiver wahr als sonst oder sehen Dinge, die eigentlich gar nicht da sind. Im Rausch werden einige Menschen sehr fröhlich, andere traurig oder sogar wütend.

Was ist eine Sucht?

Wenn du ein Stück Schokolade oder einige Chips isst, hast du vielleicht schon mal das Gefühl gehabt, unbedingt weiter essen zu müssen, bis alles weg ist. So kann man sich das mit der Sucht vorstellen. Allerdings braucht ein Mensch, der süchtig ist, unbedingt wieder seinen Suchtstoff und kann ohne ihn gar nicht mehr leben. Das ist bei Zigaretten, Alkohol und anderen Drogen besonders schlimm, weil sie für den Körper so ungesund sind. Einige haben sogar einen zerstörerischen Einfluss auf das Gehirn. Wenn man also oft Drogen nimmt oder viel Alkohol trinkt, dann schädigt das den gesamten Körper und kann ihn sehr krank machen. Menschen können sogar daran sterben. Eine Sucht ist also sehr gefährlich!

Was ist „Schnee"?

„Schnee" ist ein umgangssprachlicher Begriff für Kokain, eine gefährliche Droge, die aus weißem Pulver besteht und meistens in Zigaretten eingerollt und durch die Nase „eingezogen" wird. Das heißt, dass man das Pulver durch die Nase einatmet. Wenn man das macht, wird man ganz schnell „high". Das bedeutet, dass sich die Wahrnehmung der Umwelt ändert. Man fühlt sich zum Beispiel munter, vergisst alle Sorgen und Ängste und glaubt, die Welt sei wunderschön. Dieser Rauschzustand hält aber nicht lange an. Wenn er vorbei ist, fühlt man sich nur noch elend und oft schlimmer als vorher.

Braucht man Drogen wie „Schnee", um gut drauf zu sein?

Wenn Menschen von Drogen abhängig sind, haben sie das Gefühl, die Droge zu brauchen, um sich gut zu fühlen. Es ist aber ein großer Irrtum zu glauben, dass man nur mit Drogen in gute Laune versetzt werden kann. Es gibt auch viele andere Möglichkeiten. Wenn man zum Beispiel mit richtig guten Freunden zusammen ist und viel mit ihnen lacht, kommen viele Menschen in sehr gute Stimmung. Andere treiben Sport, um in gute Laune zu geraten. Aber auch das Anschauen von Filmen oder Büchern kann gute Laune machen. Du allein kannst herausfinden, was dich in gute Laune versetzt.

Mitläufer und Querdenker

Wenn du in einer Gruppe bist, in der alle Drogen nehmen oder Zigaretten rauchen, dann gerätst du leicht in eine Art Gruppenzwang. Das bedeutet, dass die Gruppe dich nur cool oder toll findet, wenn auch du Drogen nimmst oder Alkohol trinkst. Du glaubst dann vielleicht, mitmachen zu müssen, um nicht aus der Gruppe ausgestoßen zu werden.

Wenn alle rauchen, Alkohol trinken oder sonstige Drogen nehmen, dann kann man sagen, sie sind „Mitläufer". Sie machen also, was alle anderen machen und denken nicht darüber nach, ob es gut ist, Drogen zu nehmen.

213

Wenn jemand aber sagt: *„Nein, mir ist das zu gefährlich"*, dann könnte man ihn einen „Querdenker" nennen. Das ist jemand, der nicht macht, was alle machen. Ein „Querdenker" überlegt, ob das, was die anderen tun, wirklich gut ist. Manchmal finden Querdenker auch ganz neue Lösungen für Probleme oder haben sonstige großartige Ideen.

Eine Gruppe, die von dir erwartet, dass du Drogen nimmst, ist nicht gut für dich. Sei lieber ein Querdenker und suche dir Menschen, die anders „gut drauf" sind.

Was ist so besonders an Sex?

Wenn sich Menschen lieben, möchten sie sich körperlich nahe sein. Sie möchten sich zärtlich berühren, sich streicheln und küssen. Wenn sie älter werden, möchten sie auch miteinander Sex haben. Das fühlt sich schön an, wenn man sich lieb hat oder liebt. Man möchte dann, dass der eigene Körper mit dem des anderen verschmilzt. So empfinden das jedenfalls sehr viele Menschen auf der Welt.

Sex ist aber etwas, was man nicht mit jedem Menschen machen sollte. Man sollte den anderen gut und länger kennen, ihn sehr mögen oder am besten lieben. Sex sollte etwas Besonderes zwischen Menschen sein, die sich vertrauen.

Wenn Jugendliche so sehr an dem Thema Sex interessiert sind, dann ist das meistens deshalb so, weil sie noch auf der Suche sind, was Sex wirklich bedeutet. Viele Jugendliche prahlen damit, wie viele Erfahrungen sie schon mit Sex haben. Das bedeutet aber nicht, dass jemand besonders toll ist, nur weil er viel Sex hatte. Im Gegenteil, es kann sogar bedeuten, dass diese Person keine Erfahrung mit echter Liebe, Vertrauen und Nähe gemacht hat.

Sollte man mit 14 schon einen Freund/eine Freundin haben?

Viele Jugendliche haben schon einen Freund oder eine Freundin, wenn sie vierzehn Jahre alt sind (manche sogar schon früher). Es ist aber überhaupt nicht wichtig, ob man vierzehn oder zwanzig ist, wenn man den ersten Liebespartner hat. Wichtig ist nur, dass man wirklich schöne Erfahrungen damit macht. Wenn du dich

noch nicht – wie viele andere in deiner Klasse – für Sex und Part-
nerschaft interessierst, dann sage: *„Das ist noch nichts für mich.
Das hebe ich mir für später auf.“*

Wenn dir noch nicht danach ist, einen Freund oder eine Freundin zu haben, dann ist das in Ordnung. Versuche es zu ignorieren,
wenn die anderen über dich lachen. Ignorieren bedeutet, dass du
einfach nicht auf ihre Sprüche oder Witze reagieren solltest. Du
wirst dich für Sex und Liebe dann interessieren, wenn du dafür
bereit bist. Wenn dich die anderen nicht mit dem Thema in Ruhe
lassen, frage deine Eltern oder gehe zu einem Lehrer oder einer
Lehrerin deines Vertrauens. Sie können helfen.

20   Praktikum beim Tierarzt

15. Januar 2007
(Coline 17 Jahre)

   Liebes Tagebuch,

heute war der erste Tag meines Schülerbetriebspraktikums. Ich mache mein Praktikum bei Herrn Doktor Abidemi. Herr Doktor Abidemi ist Tierarzt. Er ist ein netter Mensch und ich mag ihn. Früher bin ich oft mit meinem Kaninchen Trixi bei ihm gewesen. Er war immer sehr lieb zu Trixi und hat ihr jedes Mal ein Leckerchen gegeben. Trixi mochte Herrn Abidemi, das habe ich genau gemerkt. Und deshalb weiß ich, dass er ein guter Mensch sein muss. Tiere haben ein Gespür dafür, ob ein Mensch gut ist oder schlecht. Im Gegensatz zu mir. Ich habe dieses Gespür nicht.

Wenn ich ehrlich bin, hatte ich mein Praktikum erst irgendwo anders machen wollen. Eigentlich hatte ich gehofft, dass ich es in der Universität im Biologischen Institut absolvieren könnte. Leider nehmen sie dort keine Praktikanten. Und da dieses Schulpraktikum Pflicht ist und die Praxis von Herrn Abidemi eh nur zwei Straßen von Zuhause entfernt ist, habe ich ihn gefragt, ob er mich nehmen würde. Tierärztin zu werden, finde ich nämlich auch ganz spannend. Zum Glück hat der Doktor „Ja" gesagt.

Das Gute ist, dass ich es dort viel mit Tieren zu tun habe. Ich mag Tiere. Mit Tieren ist es einfacher als mit Menschen. Tiere fordern nichts. Sie denken nicht darüber nach, was man selbst wohl gerade denken könnte. Und sie interpretieren auch nichts in die Körpersprache hinein und einige mögen es sogar überhaupt nicht, wenn man ihnen in die Augen schaut. Schon allein deshalb sind Tiere mir sehr sympathisch!

Heute Morgen, an meinem ersten Arbeitstag, sollte ich um halb neun da sein. Um neun Uhr öffnet Herr Abidemi seine Praxis und die Sprechstunde beginnt.

Ich war pünktlich auf die Minute da. Zuerst gab mir die Mitarbeiterin des Doktors, Frau Linné, einen weißen Kittel, den ich überziehen sollte. Damit sah ich fast wie eine Tierärztin aus! Ich betrachtete mich stolz im Spiegel. Auch Herrn Abidemi gefiel das. Er lächelte. Dann meinte er, ob ich irgendwelche Fragen hätte.

„Ja, und zwar einige", sagte ich. „Wann ist Mittagspause und wie lange dauert sie? Darf ich zum Mittagessen nach Hause gehen? Wie lange geht der Arbeitstag? Und was ich schon immer wissen wollte: Warum heißt es Sprechstunde?"

„Oh Gott", sagte Herr Abidemi. „So viele Fragen auf einmal." Mit seiner schwarzen Hand kratzte er sich an seinem Kopf, der mit kurzen, schwarzen Locken übersät war. „Nun, also erst mal das Einfache. Wir fangen jeden Tag um neun Uhr mit der Sprechstunde an, am besten kommst du immer eine Viertel Stunde früher. Von 13:00 Uhr bis 14:30 Uhr haben wir Mittagspause. In dieser Zeit kannst du natürlich nach Hause gehen, du hast es ja nicht weit. Von 14:30 Uhr bis 18:00 Uhr haben wir wieder Sprechstunde. Danach kannst du nach Hause gehen oder vielleicht noch kurz helfen, wenn es etwas wegzuräumen oder zu erledigen gibt. Und Sprechstunde heißt es, weil das eine festgelegte Zeit ist, zu der Menschen zu mir kommen und mit mir über die Beschwerden ihrer Tiere sprechen können."

„Komisch", sagte ich. „Und warum machen sie dann noch mehr als nur sprechen? Untersuchen und so?"

„Das gehört nun mal zur Sprechstunde dazu."

Für Herrn Abidemi war das ganz klar. Für mich nicht. Sollte es dann nicht besser „Untersuchungsstunde" heißen Oder „Krallenschneide-Stunde"? Oder „Impfstunde"? Ich fand das unlogisch. Und wenn ich etwas unlogisch finde, dann löst es in mir ein Gefühl der Unruhe aus, das mich ganz kribbelig macht.

Herr Abidemi führte mich ins Behandlungszimmer. Dort sollte ich ihm heute erst mal, wie er sagte, „über die Schulter" gucken, also genau beobachten, was er macht. Um fünf nach neun brachte Frau Linné den ersten Patienten ins Behandlungszimmer. Es war ein großer Berner-Sennenhund und am anderen Ende der Leine war ein Mann, dessen Haare genauso braun waren, wie das Fell des Tieres.

„Und? Was fehlt denn unserem Hübschen?", fragte Herr Abidemi, während er den Hund unterm Kinn kraulte. Das Tier sah etwas schlaff und schlapp aus, gar nicht so lebhaft wie die Hunde, die mir normalerweise beim Joggen begegnen und mich anspringen.

„Er frisst kaum noch. Seit gestern. Und auch sonst ist er so anders", sagte der Mann.

„Zieht er sich zurück?"

„Ja. Normalerweise ist er so gesellig. Doch jetzt – noch nicht einmal mit seiner Lieblingswurst kann ich ihn hervorlocken. Gestern, als ich ihn mit zu einer Wandertour durch die Eifel nehmen wollte, weigerte er sich sogar, ins Auto zu steigen. Dabei liebt er Ausflüge."

„Aha", sagte Herr Abidemi. Dann begann er, den Hund abzutasten. Er schaute ihm auch in den Mund und untersuchte das Fell. „Mmh", meinte er dann. „Ich kann nichts feststellen. Ich werde ihm etwas Blut abnehmen und einige stärkende Vitamine verschreiben. Sobald die Ergebnisse da sind, hören Sie von uns." Zu mir sagte er: „Coline, holst du mir bitte eine der grünen Spritzen, die dort in der Schublade sind?"

Er zeigte auf die oberste Schublade eines weißen Schranks. Den Hinweis hätte er sich sparen können. Auf der Schublade stand groß „Spritzenmaterial" drauf. Das hätte ich auch so gefunden. Ich brachte Herrn Abidemi alles herbei, was er mich zu holen anwies.

„Coline ist heute zum ersten Tag hier. Sie ist meine Praktikantin", erklärte Herr Abidemi dem Mann.

Der Mann fragte natürlich gleich so blödes Zeug, was Leute bei so einer Gelegenheit immer fragen müssen: „Und? Gefällt es dir hier?"

Die Frage war so dumm. Wie sollte ich sie beantworten können, wo ich doch gerade einmal 43,5 Minuten lang hier war? Trotzdem wusste ich, wie man darauf reagiert. Man nickt und sagt: „Total schön hier. Macht so viel Spaß."

Der Mann nickte auch und Herr Abidemi grinste. Ich war stolz. Das hatte ich gut hingekriegt.

Als der Mann mit seinem Hund das Behandlungszimmer verlassen hatte, konnte ich meine Neugier nicht mehr zurückhalten:

„Was meinen Sie denn, was der Hund hat? Ist es etwas Schlimmes?"

Herr Abidemi kratzte sich am Kopf.

„Ich schätze, es ist eine Schilddrüsenerkrankung. Um Gewissheit zu haben, machen wir die Blutuntersuchung."

Der nächste Patient war ein Kaninchen, das zum Krallen schneiden gekommen war. Das Tier sah fast so aus wie meine Trixi, war genauso weiß mit schwarzen Flecken. Sofort kam die Erinnerung an Trixi wieder hoch.

Ich riss mich zusammen und versuchte, nicht an Trixi zu denken. Frau Linné hielt das Tier fest, Herr Abidemi schnitt seine Krallen und ich streichelte es währenddessen. Danach durfte ich ihm noch ein Leckerchen geben.

Es ging weiter mit Kanarienvögeln, zwei Katzen, einem Hamster und einem Hund mit Mundgeruch. Mit dem letzten Patienten war es richtig witzig.

„Ich habe ihn erst seit gestern", sagte die Besitzerin, eine Frau im weißen Pelzmantel. Pelz, igitt. Die sah nicht wie eine Tierfreundin aus.

„Hunde riechen nun mal", sagte Herr Abidemi.

„Das finde ich aber eklig", sagte die Frau. „Kann man da nichts machen?"

„Gut auf die Hygiene achten", sagte Herr Abidemi. „Ansonsten hätten sie sich das früher überlegen müssen."

„Gibt es denn keine Pfefferminzbonbons für den Hund? Irgendwas?"

Ich konnte es nun nicht mehr zurückhalten. Ich musste lachen. Herr Abidemi räusperte sich und warf mir einen Blick zu.

Dann war Mittagspause. Endlich. Ich lief schnell nach Hause und hoffte, dass Opa etwas zum Essen für mich vorbereitet haben würde. Ich hatte Glück. Opa hatte gekocht.

„Wie gefällt es dir denn bei Herrn Abidemi?", fragte Opa, als wir den Nachtisch aßen.

„Ganz in Ordnung", sagte ich. „Aber auch anstrengend. Ich muss an so vieles denken. Die vielen Patienten ..."

„Ja, Tiere können ganz schön anstrengend sein."

„Die meine ich doch gar nicht! Ich meine die Menschen. Die Tiere können doch nichts dafür, dass sie da sind und sind ganz lieb. Aber es kommen immer noch die Besitzer mit. Die reden so viel. Das strengt an. Man muss zuhören und antworten. Und fast jedem erzählt Herr Abidemi, dass ich Coline und seine Praktikantin sei. Ich kann das schon nicht mehr hören!"

Opa schmunzelte.

„Irgendetwas muss Herr Abidemi doch sagen, um zu erklären, warum du da bist."

„Ja, ja."

Ich kratzte den letzten Rest Pudding aus der Schale. Dann ging ich in mein Zimmer. Opa hatte wahrscheinlich Recht. Herr Abidemi musste seinen blöden Spruch aufsagen, damit sich niemand wundert, was ich dort mache. Da hatte ich eine Idee: Ich schnitt ein großes Stück Pappe aus, schrieb darauf „Coline Meier, Praktikantin" und steckte eine Sicherheitsnadel dadurch. Wieder in der Praxis heftete ich das Schild an meinen Kittel.

„Gute Idee", lobte Frau Linné.

Leider half es nicht viel. Ich merkte schnell, dass Herr Abidemi gewisse Dinge jedem Tierbesitzer aufs Neue sagte: „Das ist Coline etc.", und dann erzählte er immer wieder die gleichen Witze, zum Beispiel: „Fieses Wetter heute, nicht wahr? Da schickt man doch keinen Hund vor die Tür!" Ha, ha. „Gestern hat es ja wirklich Hunde und Katze geregnet", oder „Wissen Sie, vorher die Hundskamille ihren Namen hat? Vom Hund natürlich!"

Es war wirklich anstrengend. Die ersten Male zwang ich mich mitzulachen, wenn Herr Abidemi seine Geschichten erzählte und anschließend zusammen mit dem Kunden lachte. Doch irgendwann wurde mir das zu viel. Ich ließ meine Miene locker und stand mit gleichgültigem Gesicht da. Irgendwann muss schließlich Schluss sein. Es kann doch wohl niemand verlangen, dass man andauernd über diesen Schrott lacht?

Nach einer Weile stieß mich Frau Linné an:

„Coline, alles klar? Brauchst du eine Pause?"

Ich schüttelte den Kopf.

„Nein, alles in Ordnung."

„Du guckst so grummelig."

„Oh. Das wollte ich nicht."

„Dann hör bitte auf damit. Die Leute, die mit ihren Tieren hierher kommen, sind schon so aufgeregt genug. Da muss man sie nicht noch durch Blicke ängstigen."

Ich war ganz verwirrt. Ich hatte doch niemanden ängstigen wollen. Ich hatte bloß ganz normal gucken wollen, ohne dieses Dauergrinsen.

„Tut mir leid", sagte ich. Für den Rest des Nachmittags mussten meine Gesichtsmuskeln wieder Höchstleistungen vollbringen und ein Lächeln in mein Gesicht produzieren. Manchmal war es richtig interessant. Zum Beispiel als kurz vor Ende der Sprechstunde ein Junge mit einem Hamster kam.

„Das ist Renni. Er ist jetzt neun Wochen alt. Sein Käfig ist 112 cm lang und 60 cm hoch. Der Käfig hat drei Etagen. Die zweite Etage hat eine Höhe von 40 cm. Heute hat sich Renni aus der zweiten Etage fallen gelassen. Seitdem humpelt er. Er quiekt auch nicht mehr und ich weiß nicht, ob er sich schwer verletzt hat. Ist das Bein gebrochen? Er hebt es immer wieder an. Bin ich schuld?"

Herr Abidemi sah den Jungen nach dieser langen Rede an, sagte aber nichts. Dann tastete er das Tier ab und guckte sich das verletzte Bein an.

„Ich glaube, es ist halb so schlimm", sagte Herr Abidemi. „Aber geh in Zukunft vorsichtiger mit Renni um. Ein Tier ist kein Spielzeug."

Der Junge öffnete den Mund, wohl um etwas zu sagen, schloss ihn aber wieder und nickte nur. „Danke", sagte er dann. Mir platzten fast die Worte aus dem Mund. Irgendwie war ich hier nicht ganz mitgekommen. Als Herr Abidemi sich Notizen machte, bevor sein nächster Patient rein gelassen werden durfte, fragte ich Frau Linné:

„Was sollte das gerade?"

Frau Linné atmete tief durch.

„Weißt du, diese ‚Unfälle' kommen leider recht häufig vor. Kinder spielen zu wild mit ihren Tieren oder lassen sie absichtlich fallen, um zu sehen, wie viel sie aushalten. Manchmal bekommen sie hinterher ein schlechtes Gewissen und kommen mit irgendeiner Geschichte zu uns."

Das machte mich traurig und nachdenklich zugleich. Können Kinder wirklich so gemein zu Tieren sein? Gucken wollen, was die so aushalten? Ich verstehe das nicht. Ein Tier ist doch ein kleines Leben, damit muss man sorgsam umgehen!

Den restlichen Abend streichelte ich all unsere Patienten besonders lange. Wir wollten gerade Feierabend machen und ich hatte schon meinen Kittel ausgezogen, als ein Mädchen hereinkam. Es hatte eine blutüberströmte Katze im Arm. Herr Abidemi stellte gar keine Fragen, sondern legte das Tier sofort auf seinen Untersuchungstisch und tupfte etwas Blut ab. Ich hörte ein jämmerliches „Miau", das mir durch und durch ging. Wie erstarrt stand ich da, konnte den Blick nicht von dem leidenden Tier abwenden. Tränen schossen mir in die Augen und ich wischte sie verstohlen weg.

Frau Linné und Herr Abidemi waren indes völlig ruhig. Beide wussten genau, was sie zu tun hatten. Es erschien mir wie eine Ewigkeit, bis Herr Abidemi sich räusperte und das Mädchen fragte:

„Ist das deine Katze?"

Das Mädchen schüttelte den Kopf.

„Ich habe sie gefunden, als ich vom Turnen nach Hause gegangen bin. An der großen Straße, wo die Autos immer so schnell fahren, lag sie am Straßenrand."

„Es ist fein, dass du sie hergebracht hast", sagte Frau Linné und lächelte.

„Natürlich", sagte das Mädchen. „Ich konnte sie doch nicht liegen lassen. Das arme Tier. Wird es wieder gesund?"

Das Mädchen sah Herrn Abidemi mit großen Augen an.

Herr Abidemi atmete sehr tief ein, sein Brustkorb weitete sich so sehr, dass der Kittel spannte. Dann, endlich, sagte er:

„Es tut mir leid. Die Katze ist sehr schwer verletzt. Sie hat keine Chance. Ich würde sie gerne einschläfern. Dann stirbt sie, ohne viel leiden zu müssen."

„Das ist nicht wahr, oder?", rief ich. „Sie müssen dem Tier doch helfen, es retten!"

„Das würde ich ja gerne", sagte Herr Abidemi. „Aber es geht nicht. Ich bin nur Arzt und kann keine Wunder vollbringen."

„Sie können es zumindest versuchen", flüsterte ich fassungslos.

„Sie hat keine Chance", wiederholte Herr Abidemi. „Es hat keinen Zweck. Spätestens morgen stirbt sie. Und bis dahin muss sie noch viel leiden."

Er warf Frau Linné einen Blick zu. Die seufzte, trottete aber brav zum Kühlschrank, wo die vielen Injektions- und Impflösungen aufbewahrt waren. Herr Abidemi bereitete eine Spritze vor. Er würde es also tun. Ich konnte es nicht fassen. Nein! Ich wollte das nicht. Ich riss mir den Kittel vom Leib, warf ihn, wo ich gerade stand, zu Boden und raste aus der Praxis. Den ganzen Weg nach Hause lief ich. Als ich zu Hause ankam, war mein Gesicht Tränen überströmt. Das Bild der sterbenden Katze werde ich nie vergessen können. Aber etwas anderes werde ich wohl vergessen müssen: Tierärztin könnte ich nie werden.

Alles schmerzte. Es kam mir vor, als wäre wieder eine Tür, die mir einen Weg in die Zukunft weisen könnte, zugefallen.

Was ist ein Praktikum?

An vielen Schulen müssen Kinder irgendwann ein Praktikum machen Wenn man ein Praktikum macht, geht man ungefähr zwei Wochen lang zum Beispiel in eine Firma, ein Büro oder eine Arztpraxis, um dort etwas zu tun und dabei eine Menge zu lernen!

Man lernt zum Beispiel in einer Arztpraxis, indem man einem Arzt zusieht, wie er menschliche Körper untersucht. Wenn man zum Fernsehen geht, lernt man, wie man einen Film macht.

Wo man sein Praktikum macht, hängt davon ab, wofür man sich interessiert. Ein Praktikum hilft dabei, sich zu entscheiden, was man später beruflich machen möchte und wie es sich anfühlt, arbeiten zu gehen.

Warum machen Menschen manchmal Witze, obwohl die Situation ernst ist?

Wenn ein Mensch oder ein Tier sehr krank ist, dann ist das schlimm. Es kann auch passieren, dass jemand in der Schule eine sehr schlechte Note bekommen hat und die Versetzung in eine andere Klasse gefährdet ist. In all diesen Fällen ist die Situation ernst. Es ist also immer jemand oder dessen Zukunft in Gefahr.

Nehmen wir an, du hast ein Haustier, das sehr krank ist. Du gehst zum Arzt und weißt noch nicht, was mit dem Tier geschehen wird. Wird es gesund? Muss es sterben? Du bist sehr traurig und ängstlich, wenn du beim Arzt ankommst. Nun stell dir vor, der Arzt sieht sich dein Tier an und schaut mit sehr ernster Miene, während er es untersucht. Vielleicht runzelt er die Stirn, seufzt und zieht die Augenbrauen hoch. Dabei macht er Geräusche wie „Hmmmm" oder „Uiuiui". Du wärst bestimmt sofort sehr beunruhigt.

Wenn der Arzt aber ganz ruhig bleibt, dich fragt, wie es dir so geht, vor sich hin lächelt und nur sagt: *„Na, dann schauen wir mal, was mit (Name des Tieres) los ist"*, dann bleibst du bestimmt erst mal ganz ruhig und hast noch Hoffnung, dass nichts Schlimmes mit dem Tier ist. So ist das auch, wenn ein Arzt einen Witz macht. Er lockert die Atmosphäre auf. Das bedeutet, dass die Situation, die ernst ist, nicht so bedrohlich wirkt. Deshalb machen manche Menschen in ernsten Situationen Witze.

Über die Wahrheit

Fragst du dich manchmal, was die Wahrheit ist? Oder hast du dich schon einmal gewundert, warum Menschen etwas sagen, obwohl es gar nicht wahr ist? Oder umgekehrt, dass jemand die Wahrheit sagt, aber ihm niemand glaubt? So war das, als Galileo Galilei behauptete, die Erde würde sich um die Sonne drehen und nicht andersherum. Niemand wollte ihm glauben, obwohl es die Wahrheit war.

Wenn man sagt: *„Ein Fußball ist rund"*, dann ist das wahr. Daran gibt es keinen Zweifel. Wenn man aber sagt: *„Ein Fußball ist kantig"*, dann ist das nicht wahr. Das ist ganz eindeutig. Auch stimmt es, dass eins plus eins zwei ergibt und es verschiedene Planeten gibt.

224

Wenn eine Person sagt: „*Diese Jacke ist schön*", dann ist das für diese Person wahr. Eine andere Person kann finden, dass die Jacke nicht schön ist. Hier gilt, dass die Schönheit der Jacke im Auge des Betrachters liegt. Das bedeutet, dass es auf den Geschmack einer Person ankommt, ob sie etwas schön findet. Weder die Aussage der einen noch der anderen Person ist generell wahr. Man sagt, hier ist es subjektiv. Subjektiv heißt, dass etwas Geschmackssache ist. Geschmackssache ist es auch, ob einer Person ein Bild, eine Hose, eine Blume oder ein Auto gefällt.

Dies gilt auch für Glaubensfragen oder politische Meinungen. Auch hier gibt es ganz oft mehr als eine Wahrheit. Wenn es um die Erziehung von Kindern geht, ist das zum Beispiel so. Einige Menschen sagen: „*Kinder haben auch eine eigene Meinung. Sie wissen in manchen Bereichen sehr gut, was sie wollen und sollten dann auch etwas sagen dürfen, wenn es um Themen geht, die sie betreffen*". Andere sagen: „*Kinder sind noch sehr jung und haben noch keine feste eigene Meinung. Erst, wenn sie alt genug sind, sollten sie mitreden dürfen.*"

Es ist nicht leicht, die Wahrheit bei solchen Themen zu finden, weil es so viele verschiedene Ansichten gibt. Daher suchen viele Menschen eher nach „Mehrheitsmeinungen". Das heißt, sie zählen aus, wie viele Menschen so und wie viele anders denken. Das, was die Mehrheit denkt, wird dann meistens auch gemacht. Das muss dann aber nicht bedeuten, dass das auch die Wahrheit ist.

Was ist eine Lüge?

Eine Lüge ist eine mit Absicht geäußerte Unwahrheit. Wenn du also etwas ganz genau weißt, aber es trotzdem falsch oder anders erzählst, dann lügst du. Du lässt z. B. die Lieblingsvase deiner Mutter fallen. Sie fragt dich, ob du das warst und du sagst: „*Nein, natürlich nicht. Muss der Kater gewesen sein*", dann ist das eine Lüge.

Menschen lügen, weil sie Angst haben, die Wahrheit zu sagen. Sie fürchten sich vor Strafen. Auch lügen Menschen aus Feigheit oder sogar aus Bosheit. Wer feige ist, traut sich nicht, die Wahrheit zu sagen, weil er Angst vor den Folgen hat. Aus

Bosheit lügen Menschen zum Beispiel, um anderen Menschen zu schaden.

Es gibt also Gründe, warum Menschen lügen. Lügen ist deshalb aber nicht gut, sondern in manchen Fällen sogar strafbar. Das ist vor allem dann der Fall, wenn ein Mensch etwas Böses getan hat, z. B. jemanden ausgeraubt hat oder nach einem Unfall geflüchtet ist.

Meistens ist es schlimmer zu lügen als die Wahrheit zu sagen. Deine Mutter schimpft sicher mehr mit dir, wenn sie merkt, dass du gelogen hast, als wenn du ihr die Wahrheit über die zerbrochene Vase gesagt hättest.

Was ist eine Notlüge?

Eine Form der Lüge ist die Notlüge. Eine Notlüge wird immer dann gewählt, wenn es darum geht, die Gefühle einer anderen Person zu schonen. Wenn eine Freundin ihre beste Freundin fragt: *„Wie gefällt dir meine neue Bluse?"* und die Freundin antwortet: *„Sieht schön aus"*, obwohl sie die Bluse eigentlich hässlich findet, dann ist das eine Notlüge. Wenn die Freundin sagen würde: *„Die Bluse sieht total blöd aus"*, wäre die andere wahrscheinlich beleidigt, traurig oder wütend. Ein anderes Beispiel wäre der Arzt, der dem Patienten nicht die ganze Wahrheit seiner schlimmen Erkrankung mitteilt, um ihn nicht zu sehr zu beunruhigen.

Über Notlügen und Lügen haben die Menschen schon immer heftig diskutiert. Sie sind sich nicht alle einig, ob es gut ist, Notlügen zu benutzen. Lügen gelten dabei allgemein eher als verwerflich als Notlügen.

21 Und was kommt jetzt? Pläne für die Zeit nach der Schule

14. Juni 2008
(Coline 18 Jahre)

 Liebes Tagebuch,

in ein paar Tagen bekomme ich mein Abiturzeugnis. Danach bin ich mit der Schule fertig. Für immer. Ich kann mir das gar nicht vorstellen. Ein Leben ohne Schule? Was soll ich dann den ganzen Tag machen? Die Schule gehört doch fest in den Wochenplan. Andererseits freue mich natürlich auch. In die Schule zu gehen war nie meine Lieblingsbeschäftigung. Ich habe dort viel Schlechtes erlebt und habe mir so oft gewünscht, nicht dort, sondern zu Hause sein zu können.

Trotzdem habe ich jetzt Angst. Was kommt nach der Schule? Wie geht es weiter?

Heute habe ich mit Opa ein langes Gespräch darüber geführt. Wir sind meine Lieblingsrunde durch den Wald gegangen. Opa kann nicht mehr so schnell gehen wie früher. Er hat mittlerweile einen Stock, auf den er sich stützen muss. Manchmal muss ich ihm helfen, wenn der Boden glitschig ist und er Angst hat zu stürzen. Ich tue mich damit sehr schwer. Es fühlt sich so komisch für mich an, nach seinem Arm zu greifen und ihn zu halten. Es ist mir unangenehm. Doch würde ich das Opa nie sagen. Er kann nichts dafür, dass seine Knochen so zerbrechlich geworden sind.

Während wir also langsam durch den Wald schlenderten, habe ich Opa von allem erzählt. Von meinen Sorgen und von meinen Ängsten. Irgendwann fragte mich Opa, was ich mir denn wünschen würde, später einmal zu machen. Da brauchte ich gar nicht lange zu überlegen: „Natürlich als Wissenschaftlerin arbeiten!"

„Als Biologin?"

„Ja", sagte ich. „Aber nicht als irgendeine Biologin, sondern als Molekularbiologin."

„Ich weiß", sagte Opa und lächelte. Wir hatten schon oft darüber gesprochen. Und Opa wusste auch, wo das Problem lag: Molekularbiologie kann man nicht überall studieren. Die nächste geeignete Universität war so weit weg, dass ich von zu Hause ausziehen müsste, um dort zu studieren. Und das war unvorstellbar. Glaub ich. Opa hat mir zwar noch eine Weile gut zugeredet, dass wir für alles gemeinsam eine Lösung finden würden, aber ich glaubte ihm nicht. Für manche Dinge können wir nicht gemeinsam eine Lösung finden. Manche Dinge muss ich mit mir allein ausmachen.

Später saß ich in meinem Zimmer und grübelte. Die Gedanken waren träge und bedrückend. Ich seufzte und sah mich in meinem Zimmer um. Hier war alles so vertraut, so voll gepackt mit Erinnerungen. Überall waren Coline-Spuren. Zum Beispiel die zwei verblassten braunen Flecken an der Tapete. Die waren von einer Brandsalbe, die Mama mir auf die Finger geschmiert hatte, als ich die Hand versehentlich einmal auf die heiße Herdplatte gelegt hatte. Ich hatte gar nicht gemerkt, dass die Platte so heiß war. Für Hitze war ich noch nie sehr empfindlich gewesen. Später vergaß ich dann, dass ich die Paste an den Fingern hatte. Und als ich abends wie gewöhnlich mit den Fingern über die Tapete strich, sind die Abdrücke zurückgeblieben.

Mama hat schon oft gesagt, dass wir mein Zimmer neu tapezieren müssten. Ich hatte mich immer geweigert. Denn dann würden die braunen Fingerabdrücke auch verschwinden und die waren doch ein Teil von mir. Auch wenn sie – wie Mama sagte – einen „dreckigen" und „verkommenen" Eindruck machten.

Aber gerade diese und andere kleine Narben waren es, die mein Zimmer zu so etwas Besonderem machten. Ich konnte mir nicht vorstellen, aufzuwachen und nicht die vertrauten Dinge zu sehen. Am liebsten würde ich für immer hier wohnen bleiben. Ich kann mich hierhin zurückziehen, wann immer mir danach ist. Mama und Opa respektieren mich. Sie lieben mich so, wie ich bin. Sie verlangen nicht ständig, dass ich mich ändern soll. Sie lassen mich meistens in Ruhe, wenn ich in Ruhe gelassen werden möchte, und sind da, wenn ich Hilfe brauche. Manchmal nerven sie auch. Trotzdem: Wie würde es ohne sie sein? Ohne das Gefühl, jederzeit aufgefangen zu sein? Das konnte ich mir nicht vorstellen.

Am besten wäre es, Mama und Opa würden mit in die andere Stadt kommen. Aber das ging nicht. Opa und Mama gehörten hierher. Die Frage war: Wo gehörte ich hin?

Ich haderte mit mir. Warum sollte ich nicht das können, was alle anderen auch können? Ausziehen, alleine leben, eigenständig sein?

Ich ahnte, woran es lag: Ich fühlte ich mich innerlich noch genauso wie als kleines Kind. Während Gleichaltrige erste Schritte ins Erwachsenenleben unternommen hatten, wünschte ich mich zurück in die behagliche Kindheit. Mein Körper war zu alt für meinen Geist. Das war das Problem.

Ich straffte die Schultern. Aber es war nun einmal so. „Coline", sagte ich, „du bist jetzt 18 Jahre alt. Du bist erwachsen. Benimm dich gefälligst auch so!"

Ich seufzte. Laut schrie ich mich selbst an: „Benimm dich endlich wie eine Erwachsene!" Ganz oft schrie ich es. Auf einmal stand Opa in der Tür.

„Coline, alles klar?"

Ich nickte.

„Natürlich. Was sollte denn nicht klar sein?", fauchte ich. Opa sah mich erschrocken an. Es tat mir sofort leid, dass ich gerade so unfreundlich gewesen war. Andererseits: Warum musste er ausgerechnet jetzt nerven?

Ich presste die Lippen aufeinander. Ich würde doch ausziehen! Jawohl! Dann bräuchte ich mich nicht immer zu rechtfertigen. So wie jetzt. Opa stand in der Tür und wartete auf eine Erklärung. Da konnte er diesmal lange warten. Ich hatte keine Lust zu reden. Außerdem war es längst Zeit. Ich musste mich jetzt umziehen und dann los. Heute hatte ich ein Vorstellungsgespräch in einem Burger-Geschäft. Eigentlich mag ich keine Burger. Bei Burgern ist mir viel zu viel Zeug zusammengemuschelt. Aber ein Job ist wichtig. Das sagen alle. Und fast alle aus meiner Jahrgangsstufe haben auch einen Job: Katja kellnert in einem Café, Eva räumt im Supermarkt Regale ein und Sven bietet Leuten an, für sie eine Internetseite aufzubauen. Wer keinen richtigen Job hat, gibt zumindest Nachhilfe. Das habe ich auch mal versucht. Es war aber nicht so toll. Ich habe meinem Nachhilfeschüler alles erklärt und der hat gar nicht zugehört und wollte, dass ich es noch mal und noch mal sage. Das war mir irgendwann zu blöd.

Im Burger-Laden würde ich hoffentlich nicht viel zu sprechen brauchen. In der Stellenausschreibung stand, dass ich nur Frikadellen braten und die Brötchenhälften belegen müsse. Das müsste zu schaffen sein. Und von dem Geld könnte ich dann Sachen machen, die andere auch machen: Ins Fitnesscenter gehen, mich auf die Sonnenbank legen oder Kleidung kaufen.

Ich seufzte. Es gefiel mir nicht, so alt zu sein. Als ich jünger war, gab es all diese Probleme nicht. Da brauchte man keinen Job, um Geld zu verdienen, mit dem man dann Sachen macht, die man eh nicht leiden kann.

Trotzdem. Es musste sein. Ich zog mir eine weiße Bluse und eine schwarze Stoffhose an, bemalte die Lippen noch ein bisschen rot und ging dann los. Beim Burger-Laden schlug mir schon aus einiger Entfernung dieser typisch fettige Bratgeruch entgegen. Ich hielt die Luft an, dann war es auszuhalten.

Ich sollte mich vorne an der Theke melden. Dort stand eine dunkelhäutige Frau. Sie nickte mir zu und sagte, dass die Chefin schon warte. Ich musste durch eine Seitentür gehen und dann eine Treppe hoch. Fast hätte ich einen Fehler gemacht. Ich dachte erst im letzten Moment daran anzuklopfen, bevor ich das Zimmer der Chefin, Frau Fröhlich, betreten würde.

Auf mein Klopfen antwortete eine Frauenstimme „Ja, bitte?" und ich deutete dies als Zeichen, eintreten zu dürfen. Ich drückte die Türklinke runter und stand im Raum. Die Frau und ich sahen uns an.

„Hallo", sagt sie dann.

„Guten Tag", sagte ich und setzte mich auf einen Stuhl.

„Sind Sie Coline Meier?"

Ich nickte. Die Frau stand auf, kam zu mir und, nein, ich hatte es ja geahnt, hielt mir die Hand hin. Mir blieb nichts anderes übrig, als sie flüchtig zu drücken. Dabei starrte ich auf ihren Bauch, der mir in Augenhöhe war, da sie vor mir stand und ich auf dem Stuhl saß. Endlich ging sie wieder hinter ihren Schreibtisch und setzte sich.

„Nun ja", sagte sie dann. „Sie wollen also bei uns arbeiten?"

„Ich will Geld verdienen", sagte ich, um nicht zu lügen. Denn wirklich hier arbeiten WOLLEN, nein, das wollte ich nicht.

„Erzählen Sie etwas von sich."

Was sollte ich denn erzählen? Alles? Wo anfangen? Wo aufhören? Ich geriet in Panik.

„Also, ich wurde am 08.01.1990 geboren. Ich war bei meiner Geburt 49 cm groß und wog 2500 Gramm. Fünf Tage nach der Geburt bin ich nach Hause gekommen. Damals hat mein Papa noch gelebt. Er hat mich als erstes ins Wohnzimmer gebracht, wo ich die ganze Zeit auf eine Topfpflanze gestarrt habe, deren Erde mit Moos bedeckt war. Ich glaube, dass dieses Erlebnis sehr prägend für mich war."

„Sehr prägend? Als Sie fünf Tage alt waren?"

„Gewiss. Ich habe mein Leben lang Moose geliebt. Bis heute. Und die Moosart, die damals in dem Topf war, es war ein ganz einfaches, ganz gemeines …"

„Frau Meier, ich glaube, das führt zu weit. Warum meinen Sie, dass Sie geeignet sind, in unserem Unternehmen zu arbeiten?"

Es schien gut zu laufen. Die Frau hatte sich schon einige Notizen gemacht. Okay, sie lächelte nicht. Aber ich weiß, dass auch Lehrer bei mündlichen Prüfungen nie lächeln. Sie wollen dem Prüfling nicht zeigen, wie gut er ist.

„Frau Meier?"

Oh, ich musste ja die Frage beantworten. Die war schwierig.

„Äh, ich stelle es mir einfach vor. Das kann sogar ich schaffen. Nur Frikadellen umdrehen und Brötchen mit Gemüse belegen. Und wissen Sie, ich werde auch bestimmt nie etwas heimlich naschen, Mundraub, Sie verstehen schon. Ich mag nämlich gar keine Burger. Unter uns gesagt, ich kann gar nicht verstehen, wie überhaupt jemand so etwas essen kann. Widerlich. Und gesundheitsschädlich. Finden Sie nicht auch?"

„Nein. Ich mag Burger."

„Oh", sagte ich. Daher hatte die Frau also auch so eine rundliche Figur, sie aß einfach zu viele Burger. Das sagte ich natürlich nicht laut. Solche Sachen denkt man nur.

„Ich kann samstags von 10 Uhr bis 16 Uhr und freitags ab 15 Uhr. Ist das in Ordnung?"

Die Frau atmete tief durch.

„Frau Meier, ehrlich gesagt halte ich Sie nicht für geeignet, hier zu arbeiten. Wissen Sie, wir verlangen von unseren Mitarbeitern etwas mehr Freude bei der Sache. Uns ist es lieber, wenn sich ein Mitarbeiter ab und zu mal einen Burger schmecken lässt, als wenn er den Kunden erzählt, dass sie ungesund sind."

„Sie sind aber ungesund. Und das muss man den Leuten auch sagen. Die sind doch zu dumm, das selbst zu wissen."

„Frau Meier, wir beenden das jetzt. Auf Wiedersehen."

Wenige Sekunden später stand ich wieder auf dem Flur, vor mir die Treppe nach unten. Warum hatte das nicht geklappt? Warum wollte die mich nicht?

Als ich mit dem Fahrrad nach Hause fuhr, bekam ich Angst. Was, wenn mich niemals jemand einstellen würde? Was, wenn ich nie alleine leben könnte? Was sollte dann aus mir werden?

Bei der U-Bahn-Unterführung sah ich den Bettler sitzen, der dort immer nach ein paar Münzen fragt. Ich gab ihm mein ganzes Kleingeld. Vielleicht würde ich auch schon bald vor so einer U-Bahn-Unterführung sitzen. Wenn alles schief laufen sollte.

Bevor ich nach Hause fuhr, fuhr ich nach ein paar Runden über die Felder. Die Sonne ging langsam unter. Ich sah in die untergehende Sonne, ließ den Wind in meinen Haaren spielen und fragte mich, wo das noch alles enden sollte. Wo es hingehen sollte in meinem Leben.

Worin besteht der Unterschied zwischen „volljährig" und „selbstständig"?

Mit 18 Jahren ist man „volljährig". Das heißt, dass man eine erwachsene Person ist. Erwachsene Personen können wichtige Entscheidungen des Lebens alleine treffen, ohne die Eltern fragen zu müssen. Zum Beispiel darf eine erwachsene Person ohne Erlaubnis der Eltern heiraten oder bestimmte Dinge kaufen. Die eigene Unterschrift ist nun gültig, wenn man sich etwas kauft. Auch kann man von diesem Zeitpunkt an bei den Bundestagswahlen mitmachen. Man kann auch wie ein Erwachsener zu einer Strafe verurteilt werden, wenn man etwas Unrechtes getan hat. Mit 18 darf man auch alleine Auto fahren und von zu Hause ausziehen.

Jemand, der volljährig ist, ist aber nicht automatisch auch „selbstständig". Selbstständig (oder auch: eigenständig) ist man erst, wenn man alleine Geld verdient und sich um sich selbst kümmern kann. Dann ist man in der Lage, eine eigene Wohnung, Nahrungsmittel und Kleidung selbst zu bezahlen. Man muss auch den Alltag selbstständig bewältigen können, also aufräumen, einkaufen gehen und sich täglich pflegen und verpflegen. Erst, wenn man für all diese Dinge seine Eltern nicht mehr um Hilfe bitten muss, ist man selbstständig.

Was ist eine „Bewerbung"?

Wenn man einen Job sucht, muss man meistens eine „Bewerbung" schreiben. Eine Bewerbung ist eine schriftliche Auskunft darüber, wer man ist, was man bisher im Leben gemacht hat und warum man in diesem speziellen Beruf arbeiten möchte. Sie richtet sich an einen Arbeitgeber. Arbeitgeber sind Menschen, die Arbeit zu vergeben haben und Menschen für diese Arbeit bezahlen können.

Eine Bewerbung besteht aus einem kurzen Brief (genannt: Anschreiben), in dem man schreibt, warum man diesen Job und keinen anderen machen möchte. Außerdem besteht eine Bewerbung aus einem Lebenslauf. In tabellarischer Form schreibt man darin unter anderem auf, wann man zur Schule ging, welchen Schulabschluss und welche sonstigen Erfahrungen und Interessen man hat. Einer Bewerbung kann man daher auch Zeugnisse oder sonstige Bescheinigungen für interessante Tätigkeiten zufügen, die die eigene Eignung für den Job aufzeigen könnten.

Worauf muss ich bei einer Bewerbung achten?

Eine Bewerbung ist so etwas wie ein erster Eindruck. Daher solltest du versuchen, sie so gut wie möglich zu schreiben.

Auch ist es sehr wichtig, dass du einen schönen Bewerbungshefter kaufst und gutes Papier verwendest. Suche ein besonders schönes Foto von dir aus.

Achte darauf, dass du nicht zu viel in dein Anschreiben hinein schreibst. Du könntest den Arbeitgeber damit langweilen. Schreibe kurz und bündig auf, was dich an diesem Beruf interessiert und warum du glaubst, dafür besonders geeignet zu sein. Verliere dich dabei nicht in unnötige Details. Schreibe also keinen Vortrag über deine Computerkenntnisse oder deine private Insektensammlung.

Es ist auch nicht nötig, den genauen Tag deines Grundschuleintritts im Lebenslauf zu nennen. Es genügt, wenn du schreibst: Grundschule (Name der Grundschule) von 1986–1990. Notiere im Lebenslauf nur die Hobbys, die auch für den jeweiligen Job interessant sein könnten.

Es gibt viele Bücher, die veranschaulichen, wie man Bewerbungen schreibt. Gehe in die Bücherei oder schau im Internet unter dem Stichwort „Bewerbung" nach. Dort wird dir genau gezeigt, wie man das richtig macht, um einen guten ersten Eindruck zu hinterlassen.

Warum gibt es ein Vorstellungsgespräch?

Wenn du eine gute Bewerbung geschrieben hast, dann lädt der Arbeitgeber dich vielleicht zu einem Vorstellungsgespräch ein. Wenn du eingeladen wurdest, dann hat der Arbeitgeber Interesse an dir und möchte dich nun genauer kennen lernen. Das ist ein gutes Zeichen. Meistens möchte der Arbeitgeber während des Gespräches feststellen, ob du eine sympathische Person bist und den angebotenen Job gut ausführen kannst. Außerdem will er wissen, ob sich deine Vorstellungen von dem Beruf mit seinen Vorstellungen decken. Wenn du zum Beispiel nur drei Stunden am Tag arbeiten willst, dann macht es für den Arbeitgeber vielleicht keinen Sinn, dich einzustellen, wenn er jemanden für acht Stunden braucht. Oder du stellst fest, dass dir das Gehalt zu niedrig ist. Dann hast du während des Gesprächs eine Chance, gleich zu sagen, dass du dort doch nicht arbeiten möchtest.

234

Ein Vorstellungsgespräch ist also nichts Schlimmes. Es ist wichtig, damit am Ende alle Beteiligten wissen, was sie von einander erwarten dürfen und zufrieden sind.

Was bedeutet „etwas von sich erzählen?

Während eines Vorstellungsgespräches kann es passieren, dass der Arbeitgeber zu dir sagt: *„Nun erzählen Sie mir doch mal etwas von sich!"* Damit möchte er in Erfahrung bringen, wer und wie du bist. Aber keine Angst! Du brauchst nur du selbst sein, solltest aber auf einige Dinge achten:

1. Körpersprache
Sitze still, während du erzählst. Du solltest das, was du sagst, aber durch Gesten unterstreichen. Bewege also manchmal deine Hände, während du sprichst. Das macht deine Erzählung lebendiger.

Sitze gerade. Als Frau solltest du deine Beine übereinander schlagen oder wenigstens darauf achten, dass du nicht wie ein Mann die Beine spreizt. Bei Männern sieht das allerdings auch nicht schön aus! Deine Hände kannst du, wenn du sie nicht gerade bewegst, auf die Armlehne legen oder sie vor deinem Bauch falten.

2. Gesprächsführung
Sprich langsam und deutlich. Versuche, zwischendurch zu lächeln.

Wenn du aufgefordert wirst, etwas über dich zu erzählen, so ist damit gemeint, dass dein Gegenüber wissen will, was du im Alltag gerne tust und warum du dich besonders für sein Jobangebot interessierst. Wenn du dich zum Beispiel als Tierärztin bewirbst, könntest du von deinen eigenen Haustieren etwas erzählen. Oder du berichtest von Ferien, in denen du auf einem Ponyhof warst oder von deinem letzten Praktikum beim Tierarzt. Du kannst auch von anderen Hobbys erzählen, wenn sie für deine Persönlichkeit sehr wichtig sind.

Wichtig: Erzähle immer nur einige Sätze lang von deinem Hobby oder einem Erlebnis. Wenn du zum Beispiel auf einem Ponyhof warst, dann sage einfach etwas Ähnliches wie: *„In den letzten Sommerferien war ich auf einem Reiterhof in (Ort nennen). Ich konnte dort den ganzen Tag lang reiten und mich um die Pferde kümmern. Das war ein schönes Erlebnis. Sich um Tiere kümmern finde ich toll."* Das reicht aus. Erzähle nicht, von wann bis wann genau du dort warst und schildere deine Erlebnisse nicht bis ins kleinste Detail!

Wenn du über dein Hobby redest, dann sage zum Beispiel: *„Ich liebe Wale und Delfine. Das sind spannende Tiere. Wann immer ich kann, lese ich mir alles über Wale und Delfine durch. Ich finde es beeindruckend, wie groß Wale werden und wie sensibel Delfine sind"*. Das reicht!

Fange nicht an aufzuzählen, welche Delfine und Wale es gibt, in welchen Meeren es welche Arten gibt, wie groß sie werden oder wie sie kommunizieren. Das ist nicht wichtig bei einem Vorstellungsgespräch! Es geht darum, einen kurzen Eindruck von dir als Persönlichkeit zu bekommen, nicht darum herauszufinden, was du alles über ein Thema weißt!

Wie verhält man sich während eines Vorstellungs-gesprächs?

Wenn du ein Vorstellungsgespräch hast, solltest du den Arbeitgeber zuerst angemessen begrüßen. Dazu lächelst du, sagst: *„Guten Tag, Herr/Frau (Name)"* und gibst die Hand. Setz dich auf den Stuhl, den man dir anbietet oder frage, auf welchen Stuhl du dich setzen kannst. Dann wartest du ab, bis der Arbeitgeber mit dir spricht oder dich etwas fragt. Falls eine unangenehme Stille entsteht, kannst du vielleicht den schönen Ausblick aus dem Fenster oder die nette Umgebung loben. Wenn der Arbeitgeber dich etwas fragt, antworte gezielt auf das, was er fragt. Meistens wird er mit einem Small Talk-Thema anfangen, zum Beispiel: *„Haben Sie gut hergefunden?"* oder *„Zum Glück ist das Wetter wieder besser geworden, nicht wahr?"* Antworte möglichst kurz darauf.

Sage zum Beispiel: *„Ja, der Weg hierher war nicht schwer, ich hatte mir die Wegbeschreibung vorher ausgedruckt und daher gut her gefunden"* oder: *„Ja, wenn die Sonne scheint, geht es einem immer gleich viel besser."*

So nicht: *„Ich musste lange herausfinden, wie ich herkomme. Wenn man nämlich in die (Name) Straße einbiegt, dann kann es passieren, dass man die nächste Querstraße verpasst. Wenn das geschieht, muss man wenden, da steht man dann aber an einer Ampel, die ganz lange nicht grün wird ... usw. ... usw."*

Nach einem kurzen Small Talk wird der Arbeitgeber mit dir über das eigentliche Thema, nämlich den Job, sprechen wollen. Wenn du den Job unbedingt haben willst oder brauchst, um selbstständig zu sein, dann präsentiere dich positiv! Das heißt, du solltest ausdrücken, dass dir ein solcher Job großen Spaß machen würde und du dankbar wärst, wenn du ihn bekommen würdest. Vielleicht kannst du sogar betonen, dass du schon immer Interesse an Themen hattest, die mit dem Job zu tun haben. Wenn du dich beispielsweise als Bibliothekarin bewirbst, dann solltest du erzählen, dass du schon immer gern Bücher gelesen hast und es liebst, Dinge zu alphabetisieren oder zu katalogisieren. Wenn du davon erzählst, lächle.

Solltest du den Job nur haben wollen, weil du dringend Geld brauchst, dann rede trotzdem positiv über die Arbeit. Sage nur, was du alles gut und interessant findest. Du willst doch den Job haben! Deswegen musst du aber nicht mit Lob übertreiben. Wenn du als Tierpflegerin die Ställe ausmisten und harte körperliche Arbeit leisten musst, dann sage nicht, dass du es liebst, Ställe auszumisten und Heu zu schleppen. Niemand würde dir das glauben. Stattdessen könntest du sagen, dass du gern an der frischen Luft und körperlicher Arbeit grundsätzlich nicht abgeneigt bist.

Schlage während eines Vorstellungsgespräches niemals vor, was der Arbeitgeber in seiner Firma besser machen könnte! Sage also auf keinen Fall etwas wie: *„Ich habe gelesen, Sie hatten finanzielle Verluste in ihrem Betrieb. Ich glaube, das ist auf eine falsche Mitarbeiterführung zurückzuführen ... usw. ... usw."*

237

Arbeitgeber mögen es nicht, wenn Bewerber (oder später auch Angestellte) alles besser wissen als sie selbst. Später, wenn du den Job hast, darfst du bestimmt auch mal deine Ideen einbringen und Vorschläge machen. Aber niemals beim ersten Gespräch!

Literatur

Fachbücher

AARONS Maureen, Tessa Gittens. Das Handbuch des Autismus. Weinheim 1994 .

ASPERGER, Hans. Heilpädagogik. Einführung in die Psychopathologie des Kindes für Ärzte, Lehrer, Psychologen, Richter und Fürsorgerinnen. Wien/New York 1952.

ATTWOOD, Tony. Das Asperger-Syndrom. Ein Ratgeber für Eltern. Stuttgart 2000.

ATTWOOD, Tony. Ein ganzes Leben mit dem Asperger-Syndrom. Alle Fragen – alle Antworten. Stuttgart 2008.

BAUER, Joachim. Warum ich sehe, was Du siehst. Intuitive Kommunikation und das Geheimnis der Spiegelneurone. Hamburg 2005.

BERNARD-OPITZ, Vera. Kinder mit Autismus-Spektrum-Störungen (ASS). Ein Praxishandbuch für Therapeuten, Eltern und Lehrer. 2., aktual. Auflage. Stuttgart 2007.

BERNARD-OPITZ, Vera, Anne Häußler. Praktische Hilfen für Kinder mit Autismus-Spektrum-Störungen (ASS). Fördermaterialien für visuell Lernende. Stuttgart 2010.

DÖPFNER Manfred, Gerd Lehmkuhl, Franz Petermann, Fritz Poustka. Autistische Störungen. Göttingen 2003.

FRITH, Uta. Autism. Explaing the Enigma. Malden. Oxford. Carlton 2003.

FRITH, Uta (Hrsg.). Autism and Asperger Syndrome. London 2005.

GRAY, Carlol. The Sixth Sense II. Arlington (USA) 2002.

GRAY, Carol. The New Social Story Book. Illustrated Edition. Arlington (USA) 2000.

HERMELIN, Beate. Rätselhafte Begabungen. Eine Entdeckungsreise in die faszinierende Welt außergewöhnlicher Autisten. Stuttgart 2002.

HILFE für das autistische Kind, RV Mittelfranken (Hrsg.). Asperger-Autisten verstehen lernen.

JØRGENSEN, Ole Sylvester. Asperger: Syndrom zwischen Autismus und Normalität. Weinheim 1998.

KEHRER, Hans E. Autismus. Diagnostische, therapeutische und soziale Aspekte. Heidelberg 2005.

KLICPERA, Christian, Paul Innerhofer. Die Welt des frühkindlichen Autismus. Befunde, Analysen, Anstöße. München 2001.

MATZIES, Melanie. Sozialtraining für Menschen mit Autismus-Spektrum-Störungen. Ein Praxisbuch. Stuttgart 2010.

NOTERDAEME, Michele, Angelika Enders (Hrsg.). Autismus-Spektrum-Störungen (ASS). Ein integratives Lehrbuch für die Praxis. Stuttgart 2010.

POUSTKA, Fritz, Sven Bölte, Sabine Feineis-Matthews u. a. Ratgeber Autistische Störungen. Informationen für Betroffene, Eltern, Lehrer und Erzieher. Göttingen, Bern, Toronto, Seattle 2004.

PREISSMANN, Christine. Psychotherapie und Beratung bei Menschen mit Asperger-Syndrom. Konzepte für eine erfolgreiche Behandlung aus Betroffenen- und Therapeutensicht. 2., überarbeitete und erweiterte Auflage. Stuttgart 2009.

REMSCHMIDT, Helmut. Autismus: Erscheinungsformen, Ursachen, Hilfen. München 2008.

SCHIRMER, Brita. Elternleitfaden Autismus. Stuttgart 2006.

SCHUSTER, Nicole. Colines Welt hat neue Rätsel. Alltagsgeschichten und praktische Hinweise für junge Erwachsene mit Asperger-Syndrom. Stuttgart 2010.

SCHUSTER, Nicole. Schüler mit Autismus-Spektrum-Störungen. Eine Innen- und Außenansicht mit praktischen Tipps für Lehrer, Psychologen und Eltern. 2., erweiterte Auflage. Stuttgart 2011.

STEINHAUSEN, Hans-Christoph, Ronnie Gundelfinger (Hrsg.). Diagnose und Therapie von Autismus-Spektrum-Störungen. Grundlagen und Praxis. Stuttgart 2010.

VERMEULEN, Peter. „Ich bin was Besonderes". Dortmund 2002.

Autobiographien

BLICKENSTORFER, Dominique. Meine Welt – Deine Welt. Berlin 2004.

BRAUNS, Axel. Buntschatten und Fledermäuse. Hamburg 2002.

GERLAND, Gunilla. Ein richtiger Mensch sein. Stuttgart 1998.

GRANDIN, Temple. „Ich bin die Anthropologin auf dem Mars". Mein Leben als Autistin. München 1997.

GRANDIN, Temple. Ich sehe die Welt wie ein frohes Tier. Berlin 2005.

PREISSMANN, Christine. ...und dass jeder Tag Weihnachten wär! Berlin 2005.

MATTHEWS, Joan, James Williams. Ich bin besonders. Stuttgart 2001.

MAURICE, Catherine. Ich würde euch so gern verstehen! Bergisch Gladbach 1993.

O'NEILL, Jasmine. Autismus von innen. Bern 2001.

ROHDE, Katja. Ich Igelkind. München 1999.

SCHÄFER, Susanne. Sterne, Äpfel und rundes Glas. Stuttgart 1997.

SCHUSTER, Nicole. Ein guter Tag ist ein Tag mit Wirsing. Berlin 2007.

SELLIN, Birger. ich will kein inmich mehr sein. botschaften aus einem autistischen kerker. Herausgegeben von Michael Klonovsky. Köln 2001.

WILLEY, Liane. Ich bin Autistin, aber ich zeige es nicht. Freiburg 2003.

WILLIAMS, Donna. Ich könnte verschwinden, wenn du mich berührst. Hamburg 1992.

ZÖLLER, Dietmar. Autismus und Körpersprache. Störungen der Signalverarbeitung zwischen Kopf und Körper. Berlin 2001.

Belletristik

HADDON, Mark. Supergute Tage oder Die sonderbare Welt des Christopher
   Boone. München 2003.
BRACKE, Dirk. Ich bin nicht aus Stein. Luzern 1998.
JANSSEN, Kolet. Mein Bruder ist ein Orkan. Weinheim 1997.

Web-Links

www.autismus.de
Offizielle Seite des Bundesverbands Autismus Deutschland e.V.

www.aspies.de
Selbsthilfeforum mit vielen wichtigen Adressen, Links und allgemeinen Informationen über das Asperger-Syndrom

www.aspergia.de
Herausgeberin Heike Frank, Zeitschrift „Aspergia"

www.asperger.org
Internationale Seite über Autismus

www.aspiana.de
Seite einer Frau, die vom Asperger-Syndrom betroffen ist

www.aspie.net
Forum für Menschen mit Asperger-Syndrom

www.nicole-schuster.de

www.sozialtraining-autismus.de

www.asperger-eltern.de
Spezielle Seite für Eltern von Kindern mit Asperger-Syndrom

www.autismusundcomputer.de
Seite, die aufzeigt, wie gut Menschen mit Autismus mit Computern lernen können

www.asperger.org
Internationale Seite über Autismus

http://www.uni-marburg.de/fb20/kjp/forschung/aut

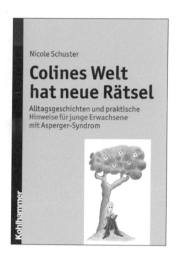

2010. 208 Seiten. Kart.
€ 24,80
ISBN 978-3-17-021163-6

Nicole Schuster

Colines Welt hat neue Rätsel

Alltagsgeschichten und praktische Hinweise für junge Erwachsene mit Asperger-Syndrom

Auch für erwachsene Autisten ist die Welt oft rätselhaft. So steht auch Coline, die junge Autistin, die im ersten Band von ihrem Opa durch Kindheit und Jugend geführt wurde, vor neuen Herausforderungen. Hilfe bekommt sie jetzt von Therapeuten, Selbsthilfegruppen und Behindertenbeauftragten. In dem Fachbuch sind die in Tagebucheinträgen verfassten Erlebnisberichte durch nützliche Tipps ergänzt, wie Menschen mit Asperger-Syndrom die ersten Schritte ins eigene Leben meistern und auf welche Hilfen sie dabei zurückgreifen können. Es wirkt nicht belehrend, sondern zeigt Probleme und Lösungen unkommentiert und beispielhaft auf - ein geeigneter Weg, Menschen mit Autismus zu erreichen und Therapeuten, Sozialarbeiter, Betreuer, Arbeitsvermittler, Behindertenbeauftragte, Ärzte, Lehrpersonal und Angehörige auf Problemfelder hinzuweisen.

▶ **www.kohlhammer.de**

W. Kohlhammer GmbH · 70549 Stuttgart
Tel. 0711/7863 - 7280 · Fax 0711/7863 - 8430

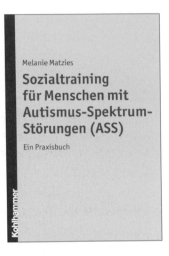

Melanie Matzies
Sozialtraining
für Menschen mit
Autismus-Spektrum-
Störungen (ASS)
Ein Praxisbuch

Kohlhammer

2010. 180 Seiten mit 26 Abb. Kart.
€ 28,–
ISBN 978-3-17-020681-6

Melanie Matzies

Sozialtraining für Menschen mit Autismus-Spektrum-Störungen (ASS)

Ein Praxisbuch

Menschen mit Autismus-Spektrum-Störungen (ASS) haben in der Regel Schwierigkeiten, soziale Signale im zwischenmenschlichen Kontext zu deuten. Auch setzen sie selbst kaum oder wenig Signale ein, um mit ihren Mitmenschen in Interaktion zu treten. Soziale Lerngeschichten (Anleitungen), Comic Strip Conversations (nach C. Gray) sowie Empathie- und Emotionstrainings helfen, soziale Schwierigkeiten über den Intellekt zu kompensieren. Diese Methoden des Sozialtrainings wurden erstmalig ausführlich für den deutschsprachigen Raum zusammengestellt und an hiesige Verhältnisse adaptiert.

Melanie Matzies ist Diplom-Psychologin und arbeitet freiberuflich als Fachberaterin für Autismus. Sie ist als Therapeutin, Leiterin Sozialer Kompetenzgruppen, Dozentin und Autorin im Bereich Autismus tätig.

▶ **www.kohlhammer.de**

W. Kohlhammer GmbH · 70549 Stuttgart
Tel. 0711/7863 - 7280 · Fax 0711/7863 - 8430

Kohlhammer